河南省卫生健康委员会立项资助项目

肛肠病
术后烦恼不再来

宋聚才　刘全林　　主编

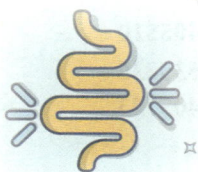

全国百佳图书出版单位
中国中医药出版社
·北 京·

图书在版编目（CIP）数据

肛肠病术后烦恼不再来 / 宋聚才, 刘全林主编.

北京 : 中国中医药出版社, 2025. 8

ISBN 978-7-5132-9620-5

Ⅰ. R657.1

中国国家版本馆 CIP 数据核字第 2025CS7821 号

中国中医药出版社出版

北京经济技术开发区科创十三街 31 号院二区 8 号楼

邮政编码 100176

传真 010-64405721

山东临沂新华印刷物流集团有限责任公司印刷

各地新华书店经销

开本 880×1230   1/32   印张 6.75   字数 122 千字

2025 年 8 月第 1 版   2025 年 8 月第 1 次印刷

书号   ISBN 978-7-5132-9620-5

定价   68.00 元

网址   www.cptcm.com

服 务 热 线   010-64405510

购 书 热 线   010-89535836

维 权 打 假   010-64405753

微信服务号   zgzyycbs

微商城网址   https://kdt.im/LIdUGr

官 方 微 博   http://e.weibo.com/cptcm

天猫旗舰店网址   https://zgzyycbs.tmall.com

如有印装质量问题请与本社出版部联系（010-64405510）

序

时值仲春，聚才邀我为其新作《肛肠病术后烦恼不再来》撰序，屡忆其祖父宋光瑞先生，慨绪万千。我与宋光瑞院长相识五十余载，风雨同舟，共历杏林沧桑。宋院长以筚路蓝缕之志，含辛三十余年，终将郑州市大肠肛门病医院打造为行业标杆，其卓越成就不仅引领了肛肠医疗领域的创新发展，更为后来者树立了奋斗不息、精益求精的业界典范。

遥想当年，宋院长秉承"敬业奉献、用足人生"之初心，融汇古今，博采众长。从共同制定国内首个肛肠专科医院等级评审标准，到筹建华中区域诊疗中心，再到推动肛肠科入选国家优势专科建设项目，每一步皆凝其心血。今观医院之成就：国家临床重点专科（肛肠科）、全国区域肛肠诊疗中心建设单位、国家中医优势专科建设单位、国家基本中医药循证能力建设单位、河南省首批区域中医肛肠诊疗中心……硕果累累，实为中医肛肠学科之幸，亦乃患者之幸。

岁月倥偬，江浪叠涌。聚才承家学之渊源，赓祖父之仁术，以成此书，可谓薪火相传之佳话。《肛肠病术后烦恼不再来》上承经典，下启新篇。其内容翔实，条分缕析，从痔疮、肛瘘、肛周脓肿及肛裂之病因、诊断，至术后调护、预防养生，皆以临床实效为纲，以苍生福祉为本。书中对"术后康复"论述尤为精详，不仅详述护理细则、饮食宜忌，更倡"动静结合、形神共养"之法，融汇中医整体观与现代康复理念，实为匠心独运。

如今，郑州市大肠肛门病医院秉持"博中求专、专中求尖"之旨，融"传承不泥古，创新不离宗"之魂，卓然立身杏林。余与宋院长相交半生，曾共赴多地参加学术交流会议，穷究学理，彼时场景，历历在目。初观此书，便觉字里行间深藏家学底蕴，既有宋光瑞先生严谨务实之风骨，亦含新时代青年医者锐意开拓之气象。

今见聚才承继衣钵，更以笔墨弘道，深感欣慰。此书付梓，将为中医肛肠诊治画卷添上浓墨重彩的一笔。愿读者开卷有益，悟养生之妙谛，祛病痛之烦忧。"凿井者，起于三寸之坎，以就万仞之深"，更盼后学以此为契机，深研经典，勤修仁术，使中医肛肠病之学愈发精微，惠泽苍生。

薪火相传，生生不息；岐黄之道，代有英才。是为序。

全国名中医　田振国

2025 年 3 月 17 日

前言

　　痔疮、肛瘘、肛周脓肿及肛裂是临床上常见的肛肠疾病，因发病部位隐秘且受传统观念影响，部分患者不愿主动就医，进而延误最佳治疗时机。《肛肠病术后烦恼不再来》一书，对临床上困扰患者的常见问题进行归纳梳理，旨在为肛肠疾病患者提供科学、系统的康复指导。

　　本书从患者的角度出发，以就医时序为脉络，帮助患者全面认识门诊、住院、出院，以及家庭自我护理的全过程，从而减轻患者对肛肠疾病治疗的陌生感，消除恐惧心理。全书语言简洁明晰，表述浅显易懂，以问答的形式，结合大量生动的图片，图文并茂地解答患者关心的问题，诸如"饮食该如何调整""伤口要怎样护理""怎样才能快速恢复"等，帮助患者消除术后的顾虑，增强康复的信心，真正达到"不再有烦恼"的目标。

　　本书共分为四章，前三章对四种常见肛肠疾病痔疮、肛瘘、肛周脓肿及肛裂的诊断、手术治疗和术后康复进行深入探讨，特别强调术后快速恢复的重要性，并围绕这一主题提供详尽的指导和建议。第四章以如何呵护肛肠为要点，详细介绍预防肛肠疾病的日常保健措施和生活方式调整建议，帮助读者降低患病风险，力求让读者在日常生活中轻松实现肛肠健康。

关于肛肠病术后康复与调养，我们倡导患者积极主动参与自我护理，并与医生保持紧密联系，以降低并发症风险，更快地回归日常生活。本书内容主要基于郑州市大肠肛门病医院的临床诊疗经验，考虑到个体存在一定的差异性，在面对具体患者时，往往需要制订个性化治疗计划。另外，由于笔者在医学专业和写作水平方面仍有很多不足之处，本书难免出现纰漏，若有任何不妥之处，敬请各位专家不吝赐教，提出宝贵意见，以便再版时改进完善。

最后，感谢郑州市大肠肛门病医院巩跃生院长、魏淑娥副院长和河南中医药大学第一附属医院张相安主任对本书的帮助和支持。

宋聚才

2025 年 3 月 1 日

目录

第二章
肛周脓肿与肛瘘·地雷战与地道战

第三章
肛裂·痛"腚"思痛

第一章

痔疮·痔出有因

　　小志，男，38 岁，平时有肛周潮湿、瘙痒等不适感。一次与朋友聚会，进食烧烤、啤酒等辛辣刺激食物后，第二天早上排便时，感觉肛门坠胀疼痛，有小肉球脱出，特别不适；还有鲜红色的血液喷射出来，便池都是红色的。起初，小志感觉痔疮犯了，并未太在意；再次排便时，发现肛门口脱出的肿物已经不能自己回去，堵在肛门口，疼痛难忍。自行涂抹痔疮膏后，效果不明显，坐立不安，严重影响生活及工作，小志对此苦恼万分，选择到医院就诊，经医生诊断为混合痔。

　　医生指出，由于小志日常饮食不规律、不均衡和排便时间过长等原因，导致内痔反复脱出且无法回纳，保守疗法已无法取得良好效果，因此建议采取手术治疗。

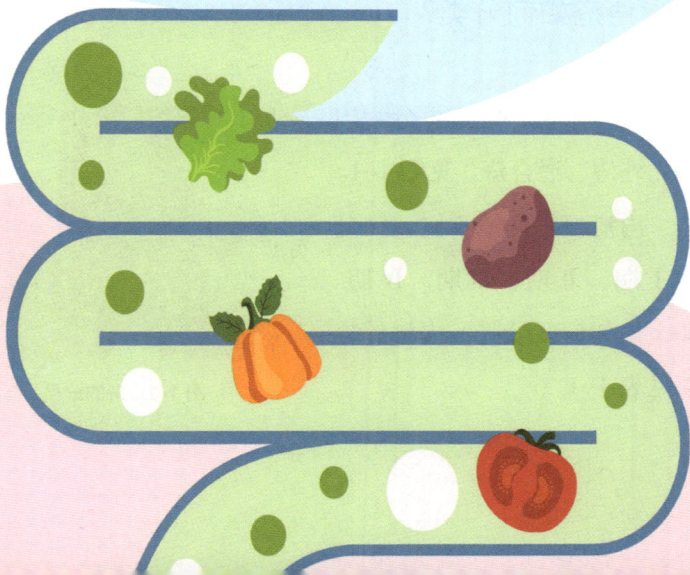

第一节　门诊检查诊断

❶ "痔"非身外物！究竟什么是痔？

痔有三种不同的含义。一是把人体孔窍中有小肉突出的疾病都统称为痔；二是所有肛肠疾病的总称；三是现代医学上的痔病。人们通常所说的"痔"，多数指的就是痔病，俗称痔疮。

痔病，它的传统概念是：直肠末端黏膜下和肛管皮肤下的静脉丛发生扩大、曲张所形成的柔软静脉团。西医学通常将其定义为：它是肛垫病理性增生、移位及肛周皮下血管丛血流瘀滞形成的团块。

❷ 痔疮如何分类？

大体来说，痔疮可分为内痔、外痔、混合痔。见图1-1。

内痔根据病情不同，又分为Ⅰ期、Ⅱ期、Ⅲ期、Ⅳ期。那么该如何区分呢？内痔的分期见表1-1。

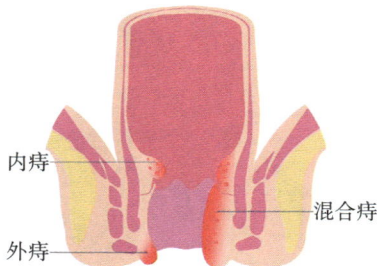

图1-1　痔的分类

表 1-1　内痔的分期

内痔分期	症状	示意图
Ⅰ期	仅有便血症状，没有任何痔核脱出肛门的症状	
Ⅱ期	偶尔会出现痔核脱出肛门的症状，脱出的痔核可自行还纳回肛门	 自行还纳
Ⅲ期	痔核脱出肛门。脱出的痔核无法自行还纳回肛门，需用手协助才能送回肛门	 手指还纳容易
Ⅳ期	痔核脱出于肛门之外，无法还纳，通常伴有严重的血栓、水肿、炎症、坏死	 还纳困难

外痔可分为结缔组织外痔、静脉曲张外痔、炎性外痔、血栓性外痔。

3 痔疮都有哪些症状？

（1）便血：便血是内痔的主要症状，早期内痔常以便血为主。《千金翼方》即有"凡人大便有血即痔病"的认识。

内痔出血的特点：排便时出血，血液呈鲜红色，有的患者仅表现为便纸带血，而多数患者表现为排便时点滴状出血，严重者会出现喷射状出血，甚至大出血。出血原因多为内痔组织糜烂、充血及排便时过度用力等。

（2）肿物脱出：肿物脱出是内痔发展到Ⅱ期以后的主要症状，是内痔下组织因失去支撑而形成的。

Ⅱ期内痔随排便脱出，便后可自行缩回；Ⅲ期排便后需用手还纳；Ⅳ期内痔在活动、下蹲、劳累、咳嗽后可脱出，需卧床休息后方可回缩到肛门；如果未及时还纳回肛内，时间长了容易发生水肿、瘀血，造成内痔堵在肛外，疼痛难忍。

（3）分泌物增多、瘙痒：晚期内痔的反复脱出，可引起肛门括约肌松弛和分泌物增多，使肛周区域长期处于潮湿环境，从而引发瘙痒感。《诸病源候论》中也提到："脉痔候，肛边生疮，痒而复痛。"

（4）疼痛：内痔一般不痛，疼痛常发生于内痔脱出肛门外，无法还缩至肛门内时，临床上我们把这种状态称为"嵌顿"。

血栓性外痔和炎性外痔有明显疼痛和肿胀。排便时疼痛加重，伴有红肿及热痛坠胀。《丹溪心法》曰："酒痔则每遇饮酒，发动疮肿，痛而流血。"见图 1-2。

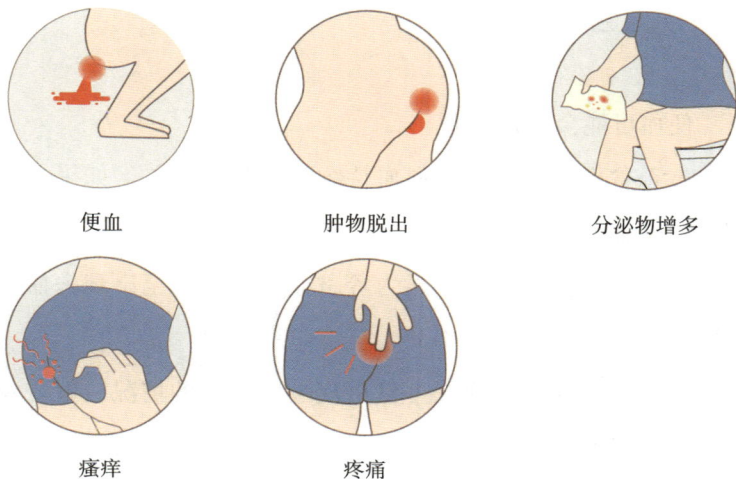

便血　　　　　　　　肿物脱出　　　　　　　分泌物增多

瘙痒　　　　　　　　疼痛

图 1-2　痔疮的症状

④ 便血一定是痔疮吗？

便血不一定是痔疮。痔疮出血，以内痔早期出血为主。其他疾病，如结直肠癌、炎症性肠病、结肠息肉、肛裂等也都会有便血症状。

以结直肠癌为例，如果不及时治疗，延缓病情发展，容易错过最佳治疗时机。所以，不能理所当然地把所有产生便血症状的疾病都当成痔疮。日常生活中，一旦出现便血的情况，就要及时就医。

5 便血会导致贫血吗？

便血可能会导致贫血。

是否贫血与便血量、便血持续时间长短有关。如果是短期少量便血，不会导致贫血；如果便血量比较大，而且时间比较久，容易出现头晕、乏力等贫血症状，甚至出现失血性休克。

无论是否导致贫血，一旦出现大便出血的情况，就要及时就医，明确病因，积极治疗，避免对身体健康造成影响。

6 痔不在年高！"有痔青年"从何而来？

随着生活水平的提高及生活方式的改变，青年人患痔疮的比例越来越高，这是什么原因呢？

（1）不良的生活方式：如久坐不动、排便时间过长等，易使静脉血液回流受阻，使肛门周围血液循环不畅，导致肛周静脉曲张，进而诱发痔疮。

（2）不良的饮食习惯：青年多数喜食高盐、高糖、高脂的食物，缺乏膳食纤维的摄入，降低了肠道蠕动能力，导致便秘，排便时用力过度，增加了肛门和直肠的压力，从而诱发痔疮。

（3）精神压力过大：现代社会的快节奏和高压力使得多数年轻人长期处于紧张状态，从而影响消化系统的正常运作，增加肠道负担，加重痔疮发生的风险。

7 **痔疮为什么偏爱女性？**

女性的痔疮发病率较男性高。这与女性的生理结构和妊娠有着密切的关系。

（1）生理结构：一是女性的直肠前面有子宫和膀胱，而男性的直肠前面只有膀胱；二是女性的盆底肌肉较男性薄弱，排便力量没有男性强，容易引起大便排出不畅或排便时间过长，导致便秘，使肛门周围压力增加，血流不通畅，诱发痔疮。

（2）妊娠因素：女性进入妊娠中晚期，子宫逐渐增大，压迫盆腔的静脉，导致静脉回流不畅，加重痔疮病情。

⑧　女性患者就诊时遇到异性医生，该怎么办？

痔疮检查一般属于局部检查，不需要过于担忧和恐惧。

在检查过程中，男医生也会保护好患者的隐私，同时会有第三名女性医务人员在场。所以，就医过程中一定要保持平常心，尽量避免出现紧张、害怕等不良情绪。如果医院开设有肛肠女子门诊，也可选择女子门诊就诊。

⑨　儿童也会得痔疮吗？

是的，儿童痔疮以静脉曲张性外痔和哨兵痔为主。

（1）静脉曲张性外痔：小孩子不喜欢吃蔬菜，摄入的膳食纤维过少，加之日常不爱喝水，就容易导致大便干燥，过粗、过硬的大便会过度挤压直肠和肛管，容易引发肛周静脉曲张；还有少数儿童是因为肛门括约肌处于发育阶段，松弛乏力，容易造成局部静脉曲张。

（2）哨兵痔：当排便不畅时容易诱发肛裂，由于长期炎症刺激，在裂口前侧会出现皮赘，也就是哨兵痔。

如果儿童出现经常性排便不畅、大便时疼痛、出血等症状，应及时就医。

⑩ 去医院检查要挂哪个科？

痔疮是最常见的肛肠疾病，一般应到肛肠科、结直肠外科就诊。

如果该医院没有开设肛肠科和结直肠外科，也可以挂普外科、胃肠外科门诊；不清楚的话，可以到就诊医院的导医台咨询挂号科室。若患者病情危急，应立即前往医院急诊科就诊。

⑪ 痔疮会引起癌变吗？

痔疮一般不会引起癌变。

我们所说的"癌"，是上皮细胞的恶性病变；而痔疮本身是血管病变，所以它是不会发生癌变的。

虽然痔疮不会癌变，但是它会掩盖很多其他肛肠疾病的症状，比如痔疮和结直肠癌都有便血的症状，大部分患者都会把便血当成痔疮，要想彻底排除其他病因，需尽早到正规医院进行诊断、治疗，以免延误病情。

⑫ 痔疮是遗传性疾病吗？

痔疮不是遗传性疾病。

　　痔疮通常发生于有不良排便习惯、持续性腹泻或者便秘的人群，这并不属于遗传性疾病，但是存在一定的家族倾向。如果一家人饮食习惯相同或者排便习惯相似，可能会出现家族中多人患有痔疮的现象。

13 诊断痔疮有哪些常用的检查方法？

　　痔疮的常用检查方法见表 1-2。

表 1-2　痔疮的检查方法

检查方法	检查目的	示意图
肛门视诊	观察肛门周围皮肤有无破损，是否有肿物、皮赘、水肿、糜烂	 视诊
肛门指诊	触摸肛门四周，检查有没有肿物、赘生物，主要是排除直肠下段肿瘤。内痔多为柔软团块，很难用指诊明确	 肛门指检

（续表）

检查方法	检查目的	示意图
肛门镜检查	肛门镜一般长约 7 厘米，可以直视直肠下段，明确诊断内痔、肛乳头状瘤、直肠炎等疾病	肛门镜检查
结肠镜检查	对于年龄较大，而且存在结直肠肿瘤风险的患者，需要通过电子结肠镜进一步检查，排除肿瘤的可能	结肠镜检查

⑭ 肛门检查的体位有哪些？

在进行检查时常用以下四种体位，可根据检查和治疗要求选择不同的体位。见表 1-3。

表 1-3 肛门检查常用体位

检查体位	动作要领	示意图
侧卧位	常用的检查和治疗体位。患者向左或右侧卧，双腿充分向前屈曲，靠近腹部，充分暴露臀部和肛门	侧卧位

（续表）

检查体位	动作要领	示意图
截石位	手术时的常用体位。患者两腿屈曲固定，将臀部移动至边缘，充分暴露肛门	截石位
膝胸位	常用检查体位。患者跪伏在检查床上，臀部抬高使肛门充分暴露	膝胸位
蹲位	检查脱出性疾病的常用体位。患者向下用力增加腹压，观察病变脱出情况	蹲位

⑮　什么是肛门指诊？

　　肛门指诊是肛肠科的重要检查手段，称为"指诊眼"，具有简便、经济、直观等特点，广泛应用于肛肠疾病的临床诊断和治疗，具有以下特点及意义。

　　（1）可以发现肛周区域结节、索状物、肿块、有无压痛、疼痛的性质和程度、外口与索状物的关系等。

（2）若食指无阻力通过肛管，应注意有无肛门失禁，嘱患者主动收缩肛门以检查其收缩力情况；若通过困难，则注意检查有无肛门直肠狭窄。

（3）若食指感到肛管内有烧灼感，多为肛管或其周围组织的炎症表现，齿线区若触及硬结、凹陷和压痛，通常为肛窦炎或肛瘘内口。

（4）直肠部位若有肿块，应注意其大小、质地、活动度、形态、是否有蒂、肿块上下界距肛缘的距离等。

（5）直肠后壁的检查，主要是排除直肠后有无病变，如骶前肿瘤（畸胎瘤、囊肿）等。

16 如何进行肛门指诊？

（1）患者多采用侧卧位或膝胸位，医生右手戴乳胶手套，食指端涂少许润滑油剂，食指与肛门平面呈 45° 夹角，轻轻按揉肛缘，以发现肛门部位的病变，待患者肛门括约肌放松后，将食指缓慢插入肛管。

（2）正常情况下，食指在肛管内略感紧迫，但稍加推力即可通过，要注意体会肛管内的温度。

（3）距肛缘 2.5～3 厘米处可触及齿线区，注意齿线处有无硬结、凹陷、压痛及肿物。

⑰ 肛门指诊需要注意哪些事项？

（1）检查前，患者要排空大便。

（2）医生要事先测好食指三节的长度及第一节的宽度，以便对病灶进行测量。

（3）检查时动作要轻柔、细致，禁用暴力。手指缓慢旋转，避免引起患者肛门疼痛及不适；按先健侧再患侧的顺序进行。

（4）直肠有前、后两个弯曲，指诊时指检方向应先向患者腹侧肚脐方向伸入，待通过肛管后再顺尾骨方向向后上进入。

（5）指诊结束后，应注意指套有无脓性分泌物、血迹及异常气味，必要时进一步检查。

⑱ 什么是肛门镜、直肠镜、乙状结肠镜检查？

肛门镜检查是肛门直肠疾病的常规检查方法之一，适用于肛管、直肠末端及齿线附近的病变，还可进行活体组织检查。该方法不仅简单易行，而且临床价值大。常用的肛门镜长约7厘米，可分为分叶肛门镜、直筒肛门镜、喇叭口肛门镜。见图 1-3。

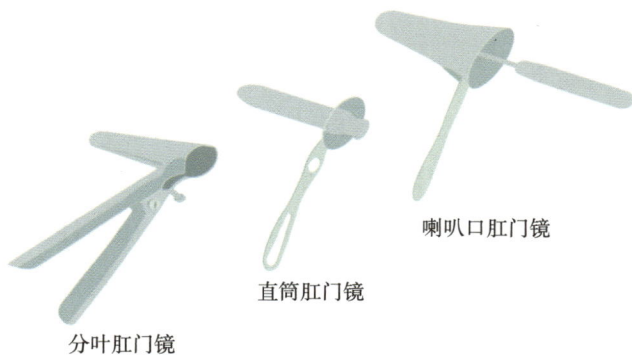

图 1-3　常用肛门镜

直肠镜可检查距肛缘 10 ～ 15 厘米的病变，比如直肠息肉、肿瘤等，并且可以镜下取活检。

乙状结肠镜长 25 ～ 30 厘米，借助乙状结肠镜可以直接观察直肠及乙状结肠肠壁黏膜的形态。见图 1-4。

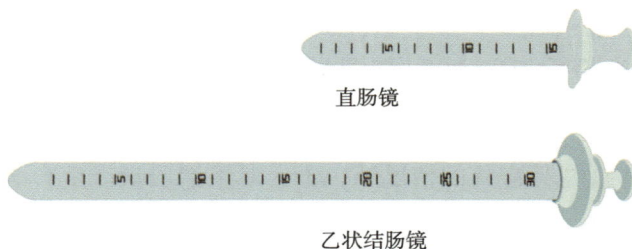

图 1-4　直肠镜和乙状结肠镜

⑲ 肛门镜检查有禁忌证吗？

有禁忌证。

如肛管或直肠狭窄的人群；处于妊娠期的妇女；肛管、直肠急性期感染或局部有疼痛性病灶，比如肛门直肠周围脓肿、肛裂疼痛难忍的患者；怀疑直肠穿孔或有全身器质性疾病、严重精神疾病等不能耐受的人群，都不建议做肛门镜检查。

第二节　治疗及术后调护

一、保守治疗

❶ 痔疮没有症状时需要处理吗？

痔疮在无症状的情况下，不会对生活质量产生影响，也不会对机体造成不良影响，是不需要处理的。

然而，这并不意味着可以完全忽视痔疮的存在。患者应该注意保持良好的生活习惯，包括避免久坐、适当运动、合理膳食，以及避免食用辛辣刺激性食物等。这些措施有助于减少肛门局部的刺激，防止痔疮进一步发展。

② 痔疮会自愈吗？

痔疮是否会自愈，要具体看痔疮的轻重程度。

如果是第一次发作，且症状较轻（如轻微便血），合理饮食、注意休息，有可能自愈；如果痔疮症状比较重，那么自愈的可能性比较小，需要用药物或者手术对症治疗。

③ 保守治疗对痔疮有效吗？

保守治疗能够缓解临床症状，改善早期症状，但是可能会导致痔疮反复发作。目前常用的保守治疗方法有以下 3 种。

（1）药物治疗：外用药物和口服药物两种方式。

1）外用药物：通常用膏剂涂抹于肛周或栓剂塞入肛内，具有清热解毒、消肿止痛、止血的作用；也可以中药坐浴，能够改善肛周血液循环，缓解不适症状等。

2）口服药物：可选择中药汤剂、中成药，改善静脉和淋巴回流；有便血者可口服止血药物。见表 1-4。

注意事项

坐浴选用中草药效果不佳，坐浴温度不宜过高，不要超过 40℃，时间不宜过长，一般在 15 分钟左右。坐浴之前可先用温水清洁肛门，坐浴后及时擦干，保持肛门的干燥，以免引起感染或肛周湿疹等病证。

表 1-4　痔疮中医辨证分型

证型	证候	常用方剂
风伤肠络证	大便滴血，色鲜红，肛门瘙痒	凉血地黄汤加减，大便秘结者加槟榔、大黄等
湿热下注证	便血，色鲜红，肛门肿物灼热疼痛	脏连丸加减，出血多者加仙鹤草、地榆炭等；灼热较甚者加白头翁等
气滞血瘀证	肛门肿物水肿，内有血栓形成，表面紫暗	止痛如神汤加减，肿物紫暗明显者加红花、牡丹皮等
脾虚气陷证	肛门肿物外脱，排便乏力，少气懒言	补中益气汤加减，大便干结者加肉苁蓉、火麻仁；血虚者合四物汤

（2）针灸治疗：针灸对痔疮的红肿、便血、疼痛，以及肛门坠胀等不适症状都能够起到良好的治疗效果。

痔疮不同的症状在治疗上对应不同的穴位。常用的穴位主要有承山穴、长强穴、八髎穴等，但需要专业医生操作，不可自行针灸。见图 1-5。

（3）红外线治疗：利用热辐射效应对肛周进行快速升温，使患者的肛周皮肤保持干燥，促进黏膜充血组织的恢复，加速局部的血液循环，具有抗炎止痛的功效。

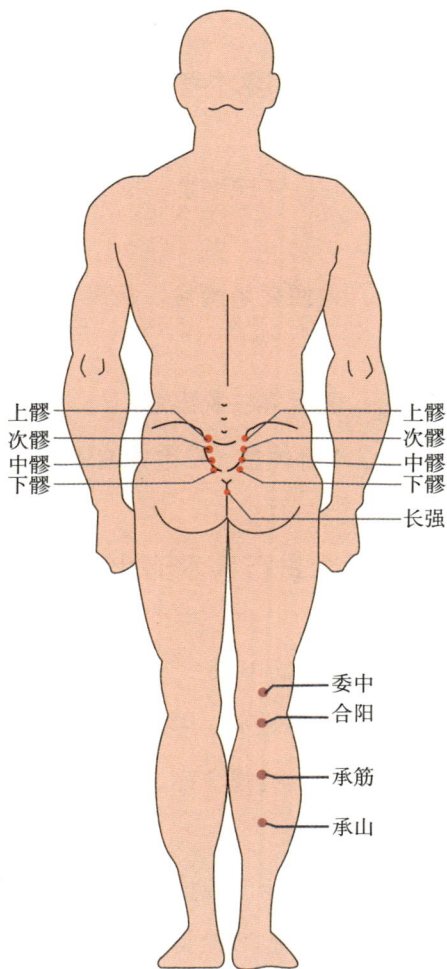

上髎
次髎
中髎
下髎

上髎
次髎
中髎
下髎
长强

委中
合阳

承筋

承山

图 1-5 针灸治疗常用穴位

二、手术治疗

① 痔疮严重到什么程度才考虑手术?

（1）经常"发炎"：痔核频繁"发炎"，出现肛门水肿、疼痛，保守治疗无效。

（2）经常便血：大便频繁滴血，甚至喷血，且药物治疗效果不明显。

（3）经常脱出：便后痔核脱出肛门外，不能自行回纳到肛门内，需用手托、平卧休息、热敷才能还纳。

② 哪些情况不适合进行手术治疗?

以下情况不适合做痔病手术。

（1）患有基础病：肝硬化、高血压、糖尿病、冠心病、肾衰竭、血液病（如血小板减少症）等疾病处于发作期，手术风险较高。

（2）口服抗凝药：长期口服抗凝剂，如阿司匹林、利伐沙班等，或因心脏手术口服溶栓类药物的患者，痔疮出血概率高于正常人。

（3）放化疗期间：癌症术后正在接受放、化疗的患者，此时患者白细胞减少或体质极度虚弱。

（4）女性月经期间：月经期间，盆腔充血，手术会加重出血或因免疫力下降导致感染率升高。

（5）年龄较大者：年老体衰，心肺功能较差或因各种疾病不能活动的患者。

（6）孕期：孕期行痔疮手术极易造成孕妇流产或胎儿早产，如果孕期出现痔疮急性发作时，可以选择对孕妇及胎儿没有影响的药物缓解局部症状。

③ 微创就是没创面吗？

目前痔疮的微创手术方式有痔疮自动套扎术（ruiyun procedure for hemorrhoids，RPH）、吻合器痔上黏膜环形切除钉合术（procedure for prolapse and hemorrhoids，PPH）、选择性痔上黏膜切除术（tissue-selecting technique，TST）等。这些方式相比传统的混合痔外剥内扎术式都不同程度地减少了肛门的损伤，为痔疮微创手术治疗提供了基础。如果使用微创方式仅处理内痔，几乎没有创面；对于合并较严重的外痔，需手术切除时，仍会有创面。肛肠套扎吻合器见图 1-6。

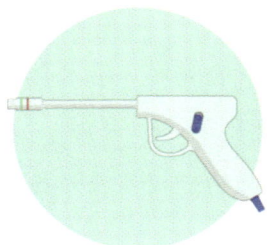

肛肠套扎吻合器　　　　　　　　肛肠吻合器

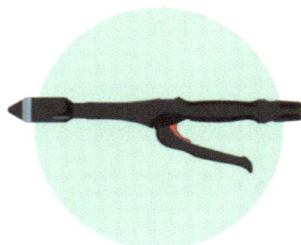

图 1-6　肛肠套扎吻合器

4 "打针"能治疗痔疮吗？

人们所说的"打针"其实是注射疗法，治疗效果根据病情而定。痔疮注射疗法是将药物注射至痔疮内，刺激局部产生炎症反应，形成纤维组织，使痔疮逐渐萎缩脱落。同时，纤维组织瘢痕挛缩又可使痔组织及其周围组织固定在黏膜下肌层，进而达到止血和防止痔核脱垂的目的。

注射疗法分为"一步注射法"和"四步注射法"。

（1）一步注射法：适用于孤立性内痔。用 5 号针头的注射器抽取配制好的药液直接注入痔内，使痔体黏膜表面颜色变浅或呈水疱状为度，根据痔体大小注入 1～3 毫升药液，用同样方法注射其他内痔，一般每次可同时注射 3～5 个痔核。见图 1-7。

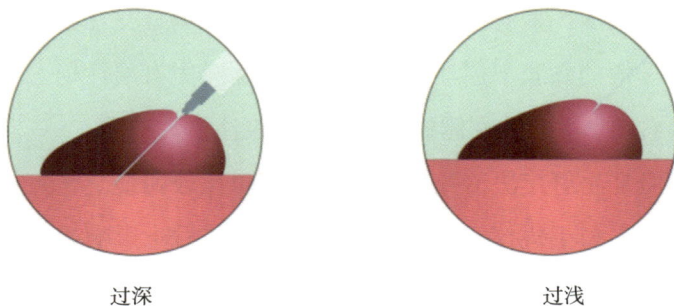

过深   过浅

图 1-7　内痔注射疗法

（2）四步注射法：适用于Ⅰ～Ⅲ期内痔。见图 1-8。

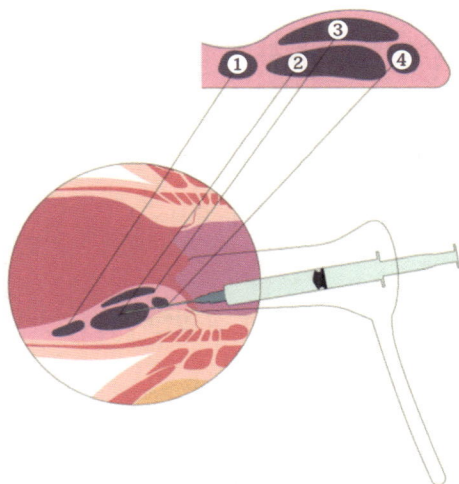

① 直肠上动脉；② 黏膜下层；
③ 黏膜固有层；④ 窦状静脉。

图 1-8　消痔灵四步注射法

第一步：直肠上动脉右前、右后和左侧分支注射。第二步：母痔的黏膜下层注射。第三步：黏膜固有层注射。第四步：右前、右后和左侧的窦状静脉下极注射。

但是注射疗法治疗痔疮的优缺点也比较明显。优点：操作简单，缩小痔核，减轻患者症状，注射后不影响患者日常生活，特别是对于Ⅰ期、Ⅱ期出血性内痔的效果较好。缺点：易复发。

（3）禁忌证：纤维化明显的内痔；结缔组织性外痔和血栓性外痔；妊娠期妇女；处于肛管急性炎性期或合并炎性肠病；对注射药物过敏；合并严重的高血压；合并严重的心、肝、肾等脏器疾病；病情不稳定等患者禁行注射疗法。

⑤　痔疮手术需要住院多长时间？

痔疮手术后的出院时间主要取决于手术方式、患者的恢复情况，以及是否存在其他并发症。

采用微创手术方式，术后无并发症可 24 小时后出院，采用混合痔外剥内扎手术方式可根据恢复情况 3～5 日出院。

6 痔疮手术需要缝合吗？

一般不需要缝合。

对痔疮手术部位的创面进行缝合，容易导致以下问题：一是排便用力时，可能会使缝合线处的创面裂开，加剧创面疼痛，再次出血，造成二次伤害；二是大便很容易进入缝合创面内而造成感染。

但是有一些特殊的手术方式，如闭合式痔切除术（Ferguson's closed hemorrhoidectomy）需要缝合创面。对于缝合创面的术式，术后需要医生密切观察创面变化，控制排便情况，防止大便过稀污染创面。

7 痔疮手术需要选择季节吗？

不需要选择季节。

痔疮手术在任何季节都可以做，选择手术时间与痔疮的严重程度有关系，而与季节没有关系。如果痔疮比较严重，比如出血比较多、脱出特别频繁，或者脱出后不能还纳，这时应尽快选择手术治疗。

⑧ 先做胃肠镜检查还是先做痔疮手术？

对于计划进行痔疮手术的患者来说，通常建议先行胃肠镜检查，排除其他肠道疾病的可能，为痔疮手术排除潜在的禁忌证。若先行痔疮手术，随后短期内再进行胃肠镜检查，可能会导致局部剧痛、撕裂、出血等并发症，并增加继发感染的风险，不利于病情的恢复。

但是在特定情况下，根据患者的具体病情，可能需要做出不同的临床决策。例如，当痔疮症状极为严重，出现大量出血、剧烈疼痛或嵌顿痔等情况时，可能需优先考虑进行痔疮手术以缓解紧急症状，随后再进行胃肠镜检查。

⑨ 术前需要准备哪些物品？

洗漱用品、宽松衣物、护理垫、坐浴盆等。

⑩ 术前需要做哪些检查？

（1）体格检查：测量血压、脉搏、体温，心肺听诊等。

（2）血液检查：血常规、生化检测、凝血功能、传染病、电解质等。

（3）尿液检查：尿常规等。

（4）影像学检查：胸部透视，必要时进行胸部 CT 检查。

（5）粪便检查：粪便常规检查，阿米巴菌检查，隐血检查。以郑州市大肠肛门病医院粪便检查报告单为例，粪便检查内容见图 1-9。

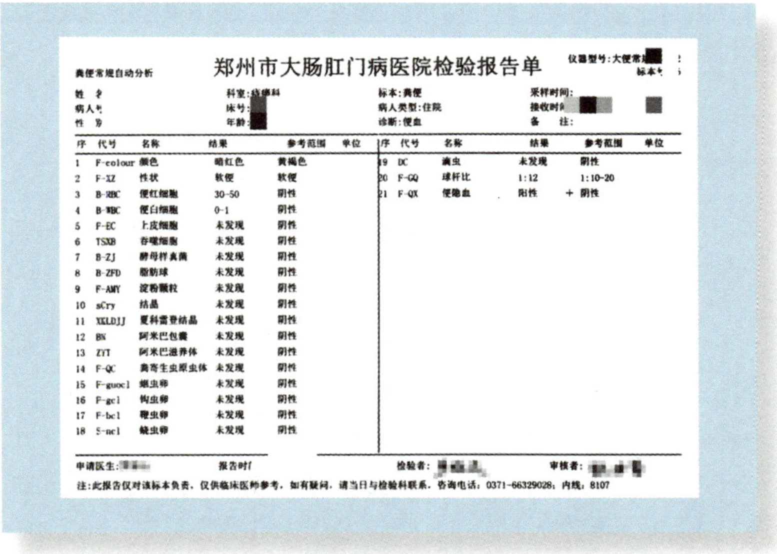

图 1-9　郑州市大肠肛门病医院检验报告单

粪便检查在肛肠科尤为重要。一是通过粪便检查能够查出消化系统感染性疾病，如肠道炎症、细菌性痢疾、阿米巴痢疾、蛔虫病、蛲虫病、血吸虫病等。二是可以了解有无消化道病变引起的出血，如消化道溃疡、食管胃底静脉曲张等。

三是由于消化道肿瘤常少量出血，肉眼不能辨明，因此隐血试验也可作为消化道肿瘤普查的初筛手段。粪便常规化验结果代表的临床意义见表1-5。

表 1-5　粪便常规化验结果代表的临床意义

项目	结果	临床意义
颜色	成人呈黄褐色，婴儿为黄色或金黄色	正常颜色
	柏油色	上消化道出血等
	红色	痢疾、结肠癌、痔疮出血等
	陶土色	各种原因所致阻塞性黄疸等
	绿色	婴儿消化不良等
	黄绿色	假膜性小肠结肠炎等
形态	成形软便	正常形态
	粥样或水样稀便	急性胃肠炎、食物中毒、假膜性小肠结肠炎等
	黏液性或脓血性便	痢疾、溃疡性结肠炎、大肠炎、小肠炎、结肠癌、直肠癌等
	凝乳块便	婴儿乳汁消化不良等
	细条状便	结肠癌等所致直肠狭窄
	米汤样便	霍乱、副霍乱等
细胞	红细胞增多	痢疾、肠炎、结肠癌、痔疮出血等
	白细胞增多	肠炎、细菌性痢疾等
	吞噬细胞增多	肠炎、细菌性痢疾等

（续表）

项目	结果	临床意义
酵母样真菌	菌量超过10%	说明肠道内菌群失衡，可能因为腹泻、腹痛等症状。需要检查人群：大便性状发生改变患者，肠道菌群失调而继发腹泻患者
脂肪球	阳性	粪便里有脂肪球常表明代谢不良，如慢性胰腺炎、慢性胆囊炎、胆汁代谢异常、胰酶的分泌异常，常见于胆囊摘除术后的患者
淀粉颗粒	阳性	淀粉颗粒多表明消化功能不良，反映患者消化吸收功能的情况
夏科－莱登结晶	阳性	作为阿米巴痢疾的辅助诊断，反映肠道出现慢性炎症反应
阿米巴滋养体和包囊	阳性	可确诊急性阿米巴病
虫卵	阳性	寄生虫感染
球杆比	比值高于1:10	如果大便球杆比高于正常值，说明肠道菌群失调
	比值低于1:20	如果大便球杆比过低，则会对肠道内有益菌群和非定植菌的繁殖造成影响，容易引发腹泻、营养不良等情况
便隐血	阳性	即粪便隐血检查，是检查粪便中隐匿的红细胞或血红蛋白、转铁蛋白的实验，这是诊断消化道出血非常有意义的指标

粪便隐血是消化道异常的早期预警，对消化道恶性肿瘤（如胃癌、大肠癌等）的早期筛查意义重大，因此对怀疑有消化道慢性出血的患者，应及时进行此项检查。

1）消化道肿瘤早期，约有20%的患者，可出现隐血试验阳性，晚期患者的隐血阳性率可达到90%以上，并且可呈持续性阳性，因此粪便隐血检查可作为消化道肿瘤筛查的首选指标。

2）消化道出血、消化道溃疡患者，粪便隐血试验多为阳性，或呈现间断性阳性。

3）其他导致粪便中出现较多红细胞的疾病，如痢疾、直肠息肉、痔疮出血等，也会导致隐血试验阳性反应，需进一步结合胃肠镜检查判断有无异常。

⑪ 术前需要灌肠吗？

一般需要灌肠。

术前灌肠目的是清除肠内粪便，便于手术，防止粪便对创面造成污染。但肛门部比较小的手术，如血栓外痔、肛乳头肥大，术前排空大便后进行坐浴即可，不需要灌肠也可进行手术。

⑫ 痔疮手术需要麻醉吗？

需要麻醉。

由于肛门特殊的解剖特点和生理功能，肛门处、皮肤及肛门外括约肌受骶丛的阴部神经支配，疼痛较为敏感，并且手术过程中对肌肉松弛程度要求高，因此痔疮手术不仅需要麻醉，而且麻醉方式的选择尤为重要。

⑬ 麻醉方式有哪些？

痔疮手术常用的麻醉方式有局部麻醉、椎管内麻醉和全身麻醉。具体介绍见表1–6。

⑭ 麻醉会让人"变傻"吗？

不会让人"变傻"。

人们的这种担心是因为麻醉药物会抑制中枢神经系统，使人的意识短暂消失，但它是可逆的，并不会影响大脑的长期记忆和认知功能。麻醉药物会在一定时间内被分解、代谢，神经系统的各项功能也会随之恢复正常，不会对大脑产生持续影响，麻醉医生也会根据患者年龄、体重等因素精确计算药物剂量，确保安全有效。

表 1-6 麻醉方式介绍

麻醉方式	操作方法	优点	缺点	示意图
局部麻醉	直接注射于肛周及裂口皮下，使该区域失去痛觉，患者保持清醒	操作简单，恢复快，适用于表浅、早期的肛裂	麻醉时间短，需要多次注射给药	局部麻醉
椎管内麻醉	一般于腰部或骶尾部进针，起效后下半身没有痛觉，但术中意识清醒，作用时间可维持2～4小时	操作简便，效果确切	术后需去枕平卧6小时，术后头痛、头晕等不适，需等麻醉药物代谢后方可好转	椎管内麻醉
全身麻醉	通过静脉注射麻醉药物，或吸入麻醉气体等进入无意识状态，完全失去知觉和感觉。手术过程中需要使用机械通气维持呼吸	患者不会感到疼痛或有任何的意识	麻醉风险较大，对麻醉医师要求水平较高；易发生误吸，呛咳等风险	全身麻醉

三、术后当天

① 术后创面疼痛怎么办？

可采取中药坐浴；口服非甾体抗炎药，如布洛芬等；肛门内塞药，如双氯芬酸钠栓、吲哚美辛栓等。若上述药物无效，可口服"弱阿片类"药物，如氨酚双氢可待因片等，也可选用肌内注射、静脉滴注止痛药以达到快速止痛的效果。目前临床使用镇痛泵的患者越来越多，镇痛泵可持续止痛，提高患者手术后的良好体验。

② 术后为什么总有排便感？

痔疮手术会导致局部组织损伤，特别是内痔套扎治疗后，会持续刺激排便反射区，导致患者便意频繁，排便后会有大便不尽感，但随着创面愈合便意会逐渐减轻，最终完全消失。

③ 术后小便排出不畅怎么办？

这种情况多与麻醉影响、手术刺激、创面疼痛、心理因素、环境因素等有关。我们一般建议通过以下方式缓解。

（1）患者放松情绪，副交感神经调控增强，有利于排尿。

（2）在厕所小便时，可以打开水龙头，听一下流水的声音，进行物理刺激。

（3）住院患者可针刺中极穴、关元穴、三阴交，通常能取得很好的临床效果。

（4）排尿不畅较为严重者，必须及时告知医护人员，采取药物治疗或导尿治疗，根据病情进行处理。

④ 术后多长时间能下床走路？

根据麻醉方式的不同，具体要求有所差异。

局部麻醉的患者术后可立即行走，但需观察患者身体有无不适症状及创面出血的现象。如果患者在术中出血较多，身体虚弱，创面疼痛，精神高度紧张，建议术后当天卧床休息，术后第 1 天再下床活动。

椎管内麻醉的患者术后要求去枕平卧约 6 小时，这是因为此时患者的身体平衡和协调能力较差，平躺可以减少眩晕和摔倒的风险，过早抬头或下床会导致脑脊液从穿刺点渗出，而出现恶心、头晕、头痛的症状。

全身麻醉的患者术后需要平躺大约 4 小时，保持呼吸道的通畅，如完全清醒且没有肥胖、睡眠呼吸暂停综合征等情况，可以保持自己相对舒适的姿势卧床休息。

不管哪种麻醉，患者应在征得医护人员同意后方可下床活动。术后首次下床容易因体力不支而跌倒，需遵循"术后下床三部曲"（见表1-7、图1-10），有效减少不必要的意外。

表1-7 "术后下床三部曲"

步骤	动作要领	注意事项
第一步	半卧位30秒，抬高床头30°～60°坐起30秒	如感觉头晕、心慌、胸闷、气短等不适，暂停起床
第二步	坐起30秒，协助患者双腿下垂并穿好防滑鞋，床边半坐30秒	如留有导尿管或引流管，注意保持通畅
第三步	站立30秒，搀扶患者下床并在床旁站立30秒	注意保持引流袋低于管口出口水平

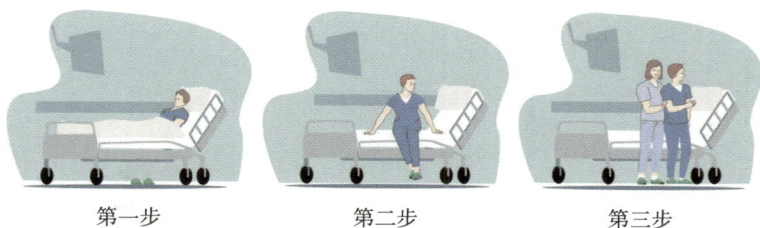

第一步　　　　　第二步　　　　　第三步

图1-10 "术后下床三部曲"

当患者感觉良好时，可搀扶患者缓步移动，循序渐进地活动。

5　术后当天可以进食吗？

一般情况下，手术后 6 小时（较严重的痔疮患者可延迟至术后第 1 天）可进流食，如蛋汤、米汤等，不宜喝肉汤等含油脂较多的汤汁，防止患者术后过早排便引起出血。

四、术后 1 周内

1　术后需要换药吗？

建议换药，因为痔疮术后创面会有较多分泌物，并且排便后可能有粪便残留于创面，会引起潮湿、疼痛等不适症状；通过换药，医生能了解患者的创面情况，及时调整治疗方案。换药器械可见图 1-11。

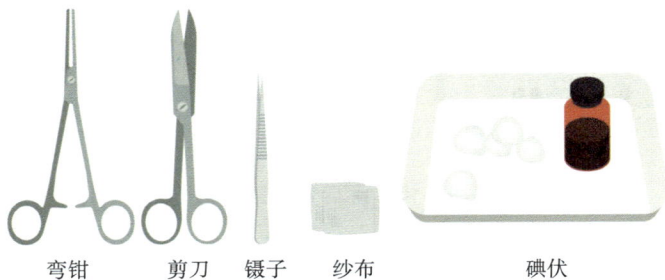

弯钳　　剪刀　镊子　纱布　　　碘伏

图 1-11　换药器械

② 术后换药次数是不是越频繁越好？

不是越频繁越好。

频繁换药可能会刺激创面，影响创面愈合的自然进程，并且换药过程可能会引起疼痛等不适，频繁换药会让患者承受更多不必要的痛苦。

③ 术后能排便吗？

术后第 2 天可正常排便，但每次排便应控制在 3 ～ 5 分钟内，避免排便时间过久而导致创面水肿，以及用力过度导致出血、疼痛等情况的发生。

④ 术后需要用抗生素吗？

痔疮术后没有明显感染，不需要进行抗生素治疗。对于局部并发皮肤感染的患者，可以在术后连续应用 3 天抗生素控制感染。

⑤ 术后创面会出血吗？

可能会出血。

术后出血根据出血时间可分为原发性出血和继发性出血。两者有什么区别呢?

（1）原发性出血:发生于术后 24 小时以内,原因有以下 5 种:①术中损伤较大血管,未能及时发现并处理,导致急性出血。②结扎或胶圈套扎后的远端组织剪除过多,导致结扎线从结扎的组织处滑脱。③创面损伤过深、过大、结扎止血不完全。④压迫创面的敷料移位。⑤凝血机制障碍。

（2）继发性出血:多发生于术后半个月内。原因有以下 4 种:①内痔行套扎、注射坏死剂疗法后,痔核组织因创面血液供应不足而坏死脱落,形成新鲜创面,动脉血管尚未闭锁,血栓脱落,血管口开放,若剧烈活动,致使创面出血。②注射疗法剂量过大,注射过深,引起创面大面积坏死,诱发出血。③创面继发感染,组织坏死致使凝血酶原下降,血栓形成缓慢,血管不能闭锁。④大便干燥,导致创面撕裂。

6 术后创面水肿是正常现象吗?

可能会水肿。

痔疮手术后创面水肿是该手术的常见并发症之一,主要是因为部分血液循环和淋巴循环受阻、血管渗透压升高,导致水分在组织间隙中过度积聚。术后排便障碍、大便干燥等刺激因素也可能加剧水肿状况。

术后可以口服促进静脉和淋巴液回流的药物促进消肿，还可以外用膏剂、中药洗剂，或者局部理疗，改善局部微循环，促进创面愈合，水肿会随着切口慢慢愈合逐渐消除，大部分可以基本恢复到正常皮肤。如果 1 个月左右复查，水肿比较大未能完全消除，或者影响创面的愈合，可在局麻下进行切除。

⑦ 术后结扎线需要拆线吗？

不需要拆线。

结扎线的作用是将多余的内痔及外痔一并结扎，随着局部组织的坏死，结扎线会随着坏死的组织一并脱落。结扎线脱落后，创面有可能会出血，因此要避免剧烈运动，保持大便通畅。

⑧ 术后坐浴会不会引起尿路感染？

不会引起尿路感染。

痔疮术后坐浴需确保使用洁净的水，并且水温不超过40℃，一般情况下不会引起尿路感染。但是处于月经期的女性应避免坐浴。

⑨　术后可以中药坐浴吗？

可以中药坐浴。

术后可采用具有消肿止痛、清热解毒、凉血止血、燥湿敛疮功效的中药进行坐浴，促进患者康复。例如，宋光瑞教授经验方——促愈止血汤：红花 12 克，没药 12 克，五倍子 12 克，石膏 15 克，赤石脂 10 克，黄柏 12 克，白及 9 克，甘草 6 克等。中药坐浴时，建议将药浴盆置于马桶上方，采用坐姿进行，坐浴时间宜控制在 10 分钟左右。若坐浴时间过长，可能导致局部压力增加，进而引起创面充血、水肿等不良反应。

⑩　术后需要进行扩肛治疗吗？

根据患者术后情况而定。

肛门狭窄是痔疮术后的一种常见并发症，术后扩肛是有效预防肛门狭窄的方法。一般痔疮手术后，前期因为创面疼痛比较剧烈，所以建议术后 7 天再进行扩肛治疗。

⑪ 术后有分泌物正常吗？

手术后出现分泌物是创面愈合过程中的正常现象。通过精心的术后护理，一般而言，随着创面的愈合，分泌物会逐渐减少，直至消失。但在创面较大或存在感染等并发症的情况下，分泌物的持续时间可能会相应延长。

⑫ 术后大便排不出来怎么办？能吃通便药吗？

术后第 3 天仍未排便，建议采取灌肠措施，以防直肠内粪便积聚导致粪便嵌塞。同时，应配合使用缓泻通便药，帮助粪便顺利排出。在通便过程中，需确保粪便稠度适宜，避免大便过稀而污染手术创面，过干而摩擦创面。

⑬ 术后可以洗澡吗？

术后当天不建议洗澡，直至创面状况良好且排便功能恢复正常后，再进行淋浴。

在手术创口完全愈合前，推荐采取淋浴方式，避免创口长时间浸泡，降低感染风险。淋浴水温宜控制在 38～42℃；时间应尽量限制在 10 分钟内，温水轻柔冲洗为宜。

⑭　术后饮食应该注意什么？

由流质食物逐步过渡至半流质食物，例如粥、稀面条、蛋羹、果泥等，避免摄入难以消化的食物。同时，为维持肠道通畅，应适当增加水分摄入量，确保每日摄入量在1500～2000毫升。

⑮　术后吃哪些食物可以促进创面愈合？

患者术后重视营养摄入，建议以高蛋白、低脂肪的食物为主，促进营养物质的吸收，例如牛肉、鸡蛋、牛奶等。同时，要增加富含膳食纤维的食物摄入，以软化大便，减轻术后水肿，加速康复进程，防止便秘引起的创面出血等，比如玉米、小米、荞麦、燕麦、芹菜等食物。

⑯　术后可以吃海鲜吗？

不建议食用海鲜。

海鲜属于寒凉性食物，容易引起过敏反应，按照中医学理论，其属于"发物"范畴。摄入此类食物可能诱发或加剧病情。因此，建议患者在痔疮手术后3个月内应尽量避免食用海鲜类食品。

⑰ 术后可以吃肉吗？

痔疮术后，患者恢复正常排气与排便功能后，可适量摄入肉类食品。

建议选择性味温和的肉类，如牛肉、鸡肉等，因其富含蛋白质，对促进肉芽组织的形成及切口愈合具有积极作用。避免食用性味温燥的肉类，例如羊肉、狗肉等。在摄入肉类的同时，应均衡摄入蔬菜和水果，预防便秘，确保排便顺畅。

⑱ 术后出院适宜选择什么交通工具？

建议优先考虑乘坐汽车的方式。

痔疮手术属于有创操作，术后创面愈合需要一定时间。在此期间，应尽量减少运动和活动，避免创面出血和疼痛的发生。因此，出院时应优先选择乘坐汽车，避免使用自行车、电动车等可能增加身体活动量的交通方式。

五、术后 2 ～ 4 周

1 术后需要到医院复查吗？

需要到医院复查。

到医院复查有助于及时了解创面愈合情况，预防感染发生，还可以评估手术是否成功。在创面未完全愈合阶段，建议每周进行 1 ～ 2 次复查，直至创面完全愈合。

2 什么是"肉芽组织"？

"肉芽组织"为幼稚阶段的纤维结缔组织，因形似鲜嫩的肉芽而得名。由新生的毛细血管，以及增生的成纤维细胞构成，并伴有炎性细胞浸润，正常情况下，肉芽组织呈现鲜红色、颗粒状且质地柔软湿润。具有抗感染、保护创面、修复创口缺损等作用。在创口愈合过程中，肉芽组织起到填充作用，随着其成熟，最终形成瘢痕组织。

3 术后需要修剪肉芽组织吗？

根据患者实际情况而定。

正常情况下，肉芽组织不需要进行修剪。如果肉芽组织出现过度增生，生长速度过快，质地松软，并且高度超出创口周围正常皮肤。这种情况可能导致术后创面愈合困难、假性愈合，以及术后出血等问题，患者应及时就医，进行肉芽组织修剪。

④ 修剪肉芽组织会痛吗？

一般不会痛。

肉芽组织中没有神经，故无感觉，即使被修剪一般也不会感到疼痛。

⑤ 术后排便时创面会裂开吗？

可能会裂开。

因排便用力，可能会导致痔疮手术创面裂开。若裂开程度较轻，通常可自行愈合；若裂口较大，则应及时就医。医生会根据裂开的程度，采取相应的药物治疗，促进创面愈合。

6　术后疼痛的原因有哪些?

（1）解剖学因素：齿线以下的肛管主要由阴部内神经的分支，以及肛尾神经等神经支配，受到手术刺激后可产生剧烈疼痛感，甚至可能引起肛门外括约肌的痉挛，使疼痛加重。见图1-12。

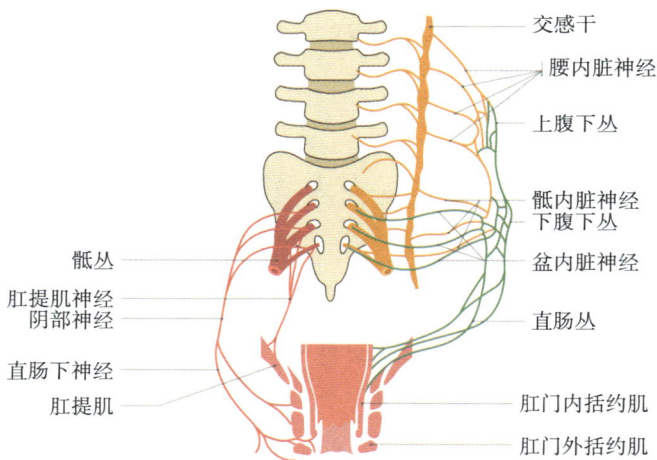

图1-12　直肠的神经支配

（2）排便刺激：手术过程中切除病变组织后，创面形成，导致肛管持续收缩。因此，排便时的刺激可能诱发撕裂性剧烈疼痛。此类疼痛又会进一步加剧患者的恐惧情绪，致使肛门括约肌在排便后长时间保持收缩状态，从而导致排便后疼痛加剧。

（3）炎性渗出：手术后，由于创面渗出液增多，局部炎症反应加剧，刺激创面，也会引发疼痛。

术后疼痛不仅与肛门区域感觉敏感性等因素有直接关系，还与患者的心理状态、疼痛耐受度、术中麻醉方式的选择、病变范围的大小，以及损伤程度等因素密切相关。

7 术后疼痛的感觉会持续多长时间？

术后疼痛持续时间存在个体差异。

一是疼痛耐受度的个体差异是影响术后疼痛持续时间的关键因素。疼痛耐受度即疼痛阈值，是指引发疼痛反应的最小刺激强度。个体疼痛阈值的差异反映了机体对疼痛的耐受能力，阈值较高者表现出更强的疼痛耐受性，而阈值较低者则相反。

二是痔疮手术后疼痛的产生主要是由于创面未完全愈合，尤其是在排便过程中，大便对创面的刺激可诱发疼痛。随着创面的逐渐愈合，疼痛症状也会相应减轻。

8 痔疮手术会造成肛门失禁吗？

不会造成肛门失禁。

痔疮属于黏膜病变，手术治疗不会引起患者大便失禁，因为手术过程中没有过多损伤肛门括约肌，更不会切断肛管直肠环导致肛门失禁。但是，有一些痔疮患者，手术后会出现暂时性的少量大便溢出现象，这种情况会随着时间的推移而逐步缓解，最终恢复正常控便能力。

9 术后肛门会产生瘢痕吗？

会产生瘢痕。

痔疮手术后，肛门周围的切口在愈合过程中会形成瘢痕组织。不过这些瘢痕不会引发明显的不适症状。对于瘢痕体质患者而言，瘢痕可能会过度增生，导致肛门狭窄和排便困难。

10 术后感觉肛周有赘皮，是没有切除干净吗？

不是。

肛周赘皮就是肛门皱皮肌，是直肠纵肌向内外括约肌延伸的部分，因失去肌肉特性而形成的纤维弹性组织。肛门皱皮肌的功能类似于松紧带的褶皱，在排便过程中需要扩张肛门时，这些褶皱得以平展，帮助肛门顺利完成排便动作。因此，赘皮具有预防肛门狭窄的作用。

⑪ 术后再长痔疮，能再次进行手术治疗吗？

可以再次进行手术治疗。

首先我们来说说为什么术后还会再长痔疮呢？这是因为手术时为了避免肛门狭窄，会保留部分组织，比如皮桥、黏膜桥等，这些组织和之前切掉的痔疮在来源、血液供应、神经支配等方面都是一样的，如果生活习惯不好，随着时间的推移，这些组织可能会慢慢变为新的痔疮。

因此，如果术后再长了痔疮或第一次痔疮手术效果不佳，患者可以考虑再次接受手术治疗。我们建议，如果再次长痔疮，患者应该先询专业的医生，获取详细的病情评估和治疗建议。

六、术后 1～3 个月

① 术后多长时间能备孕？

一般建议术后 3 个月。

痔疮手术虽然是个小手术，但是在手术期间需要打麻醉药，而麻醉药对妊娠有一定的影响，而且手术后的创面也需要调理一段时间，所以最好等 3 个月后再开始备孕。

② 术后多长时间可以有"甜蜜"生活？

痔疮手术后一般 4～6 周可以恢复性生活，但也要看创面的愈合情况，需要创面基本愈合，呈灰白色，无明显触痛。同时动作要轻，并注意阴部、肛门的卫生，以防创面感染。

③ 术后多长时间可以饮酒？

术后尽量避免饮酒，至少到术后 3 个月，待创面完全愈合才能喝，而且要少量，避免痔疮再长。

④ 术后多长时间可以健身？

通常建议 4～6 周后。

痔疮手术恢复期一般为 4～6 周，此期间肛门创伤面处于开放状态，剧烈运动可能会影响创面愈合，出现疼痛、出血等症状，应当等创面完全恢复后，尤其在大便时也已经没有痛觉的时候，才可以进行适量运动。

5 术后还能吃辛辣刺激食物吗？

一般建议至少在术后 3 个月。

术后食用辛辣的食物可能会导致肛门局部充血肿胀，加重术后疼痛、水肿，甚至诱发出血，不利于术后的恢复，也容易导致术后大便不易排出，影响手术创面的愈合。

6 术后排便可以用湿厕纸吗？

可以使用，但应选用不含有乙醇等刺激物的合格产品，湿厕纸比较柔软，可将肛门处清洁干净，在使用湿厕纸后建议用干燥纸巾蘸干，保持肛门周围处于干燥状态，避免肛周过度潮湿，导致肛周湿疹。

7 术后 3 个月再次出血是什么原因？

痔疮手术后 3 个月仍有出血的情况，可能由多种因素引起。

手术创面未完全愈合，创面可能因个体差异恢复较慢。若有局部刺激，易导致出血；大便干燥，排便时过于用力，摩擦创面引起出血；局部感染，手术部位发生感染，炎症刺激导致血管脆弱，易出血；肠道疾病，如结肠炎、直肠息肉等，也可能引起便后出血。如果出血情况持续或加重，应及时到正规医院肛肠科就诊，明确原因，采取相应的治疗措施。

第三节　痔疮预防

1 调整饮食结构

（1）高纤维饮食：通过增加蔬菜、水果、谷物的摄入量，促进大便软化，降低排便时的压力。

（2）充足水分摄入：建议每天摄入 1500 ～ 2000 毫升水，预防大便干燥。

（3）少食辛辣刺激性食物：减少羊肉、辣椒、油炸食品等摄入，减轻肠道刺激。

2 保持规律性排便

（1）定时排便：养成每天固定时段排便的习惯，避免憋便，减少便秘的发生。

（2）控制排便时间：在排便过程中应避免过度用力或长时间蹲坐，降低肛门区域的压力。

③ 加强运动

（1）适量运动：如散步、跑步、瑜伽等，促进肠道蠕动，预防便秘。

（2）避免久坐久站：长时间保持同一姿势会增加肛门区域的压力，建议定时活动以缓解肛门区域的压力。

④ 保持肛门区域清洁

（1）便后清洁：建议使用柔软的厕纸或专用湿巾进行点蘸式清洁，减少对肛门区域的摩擦。

（2）温水坐浴：每天进行 10～15 分钟的温水坐浴，促进局部血液循环，缓解肛门区域的不适症状。

⑤ 体重管理

保持健康体重：肥胖会导致肛门压力增加，控制体重有助于预防痔疮。

6 避免肛门区域过度用力

降低腹内压力：避免进行重物搬运或长时间的用力行为，防止肛门静脉压力的持续升高。

7 发现症状及时就医

及时处理出现的症状：一旦出现肛门不适、出血等症状，应立即就医，防止病情加剧。

第二章

肛周脓肿与肛瘘·地雷战与地道战

阿勇，男，30岁，经常喝酒应酬，1周前醉酒回家后拉了几次肚子，第2天起床突然感觉屁股疼，手一摸发现肛门右边起了一个核桃大小的包块，想着是吃辣熬夜上火了，仍旧坚持去上班了。坐了1天后感觉包块更疼了，还出现全身发热的症状，回家后坐卧难安，就去附近诊所输了抗生素，输液后发热消退了，肿块逐渐变软了，3天后肿块破溃流出黄白色的脓液，疼痛明显缓解，肿块也就慢慢消失了。可是之前破溃的地方留下了一个"小坑"，只要一熬夜、喝酒、吃辣椒，这个"小坑"就会鼓起一个"小包"，然后破溃流一些分泌物。阿勇很苦恼，这到底是什么病？以后这酒还能继续喝吗？爱吃的辣椒还能吃吗？

通过阿勇的描述，可以判断所患疾病为肛周脓肿。那么，什么是肛周脓肿呢？下面我们来简单了解一下。

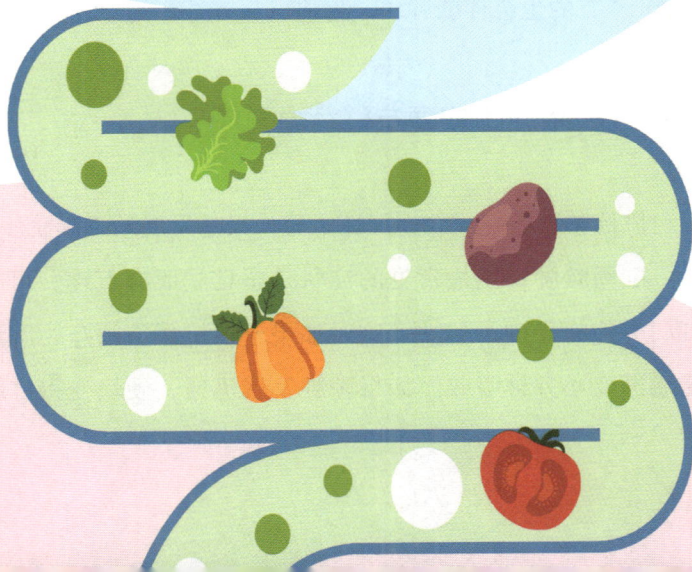

第一节　门诊检查诊断

① 肛周脓肿与肛瘘是同一种病吗？

　　从疾病的发展规律上来讲，肛周脓肿和肛瘘是同一种疾病的两个过程，也就是说肛周脓肿是肛瘘的早期阶段，肛瘘是肛周脓肿发展的最终结局。

　　肛周脓肿是指发生在肛管直肠周围软组织或其周围间隙的急性化脓性感染，主要症状一般为肛周肿痛，这种疼痛非常剧烈，且逐渐加剧，在破溃后会暂时缓解。大部分的肛周脓肿感染源为肛隐窝和肛腺，这种类型的肛周脓肿自行破溃或切开引流后形成一种肛管直肠与肛门皮肤相通的异形管道，简称肛瘘。最主要的症状是"破溃的外口断断续续地流出分泌物"，有的也会伴随肿块、疼痛、瘙痒等不适。

② 肛周脓肿的软硬有好坏之分吗？

　　肛周脓肿的硬或软无好坏之分，只是发展的不同阶段。

　　肛周脓肿初期最常见的症状是感觉屁股有点疼，可摸到肛门旁边有硬硬的包块。这时如果予以抗感染治疗，肿块可能逐渐变小并被吸收。如果脓肿发展迅速，硬块变得红肿热痛，中间摸起来软软的，也就是老百姓常说的"熟透"了，用医学术语讲叫"波动感"，说明肿块已经化脓，发展到中期。疾病继续发展，有的脓肿自行破溃后症状逐渐缓解，有的无法自行破溃甚至症状加重，就进入脓肿后期。见图2-1。

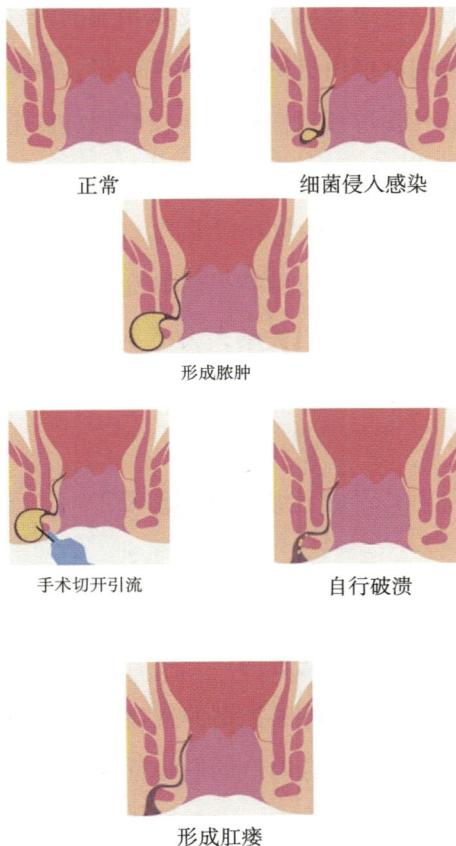

正常　　　　　　　　细菌侵入感染

形成脓肿

手术切开引流　　　　自行破溃

形成肛瘘

图2-1　肛周脓肿到肛瘘的发展过程

③ 肛瘘究竟是什么病？是肛门漏了吗？

肛瘘与肛漏是同一种疾病，肛瘘是西医的名称，而肛漏是中医的名称。

肛瘘是指肛管或直肠与肛门皮肤相通的慢性、感染性通道，绝大多数的肛瘘由肛周脓肿演变而来，少部分的肛瘘为特异性感染或外伤等所致。肛瘘会在肛周皮肤上形成一个或多个外口，这些外口会时不时分泌一些臭臭的脓液或炎性黏液，甚至会有大便和气体从外口溢出，就像破房子漏水一样。所以中医根据疾病的形态及特点将其命名为肛漏，但这并不意味着得了此病就会肛门失禁，大便不受自己控制。只要积极治疗，肛门功能是不会受影响的。

④ 没有外口也可以诊断为肛瘘吗？

没有外口也可以诊断为肛瘘。

肛瘘最典型的表现就是内口、瘘管、外口，我们称之为肛瘘的三要素，但某些特殊类型的肛瘘是只有内口或者外口的，我们将只有外口没有内口的肛瘘称为外盲瘘，只有内口没有外口的肛瘘称为内盲瘘。内盲瘘的分泌物和坏死组织从内口排入直肠，再经肛门排出体外，所以在体表看不到外口。

反复发作的肛瘘处于静止期时产生的分泌物和感染组织较少，外口也处于封闭状态，这时候也是看不到外口的。所以，没有外口也是可以诊断为肛瘘的。

⑤ 肛周脓肿、肛瘘为什么年轻男性患者居多？

年轻男性，特别是 20～40 岁的青壮年，更容易得肛周脓肿、肛瘘，其原因有以下 4 点。

（1）年轻男性雄激素水平高，腺体发达，分泌旺盛，而肛腺一旦分泌受阻，就可能引发肛腺炎或肛隐窝炎，而导致脓肿和肛瘘。

（2）年轻男性多数生活习惯较差，如熬夜劳累、长途开车、久坐打牌等，这些都会导致身体抵抗力下降，更容易引起肛周脓肿、肛瘘。

（3）年轻男性饮食结构不合理，过食肥甘厚腻、辛辣刺激食物及嗜酒等饮食习惯，易导致腹泻或便秘而引起脓肿。

（4）一些男性个人卫生习惯较差，不能做到勤换内裤，不愿意便后清洗，以致发生肛周疾病的概率增高。

6 小孩子为什么也会得肛周脓肿、肛瘘？

（1）因为新生儿体内雄性激素水平会一过性增高。这种激素主要是从母体带来的，而且男宝宝由于睾丸也会产生雄激素，使肛腺分泌更为旺盛，故发病率高于女宝宝。

（2）小儿骶骨弯曲尚未形成，直肠和肛管接近直线，加之肛门内括约肌紧张度较弱，因此大便易摩擦损伤肛门黏膜而导致细菌侵入，从而引发肛周脓肿。由于女孩因子宫后倾，可形成直肠屈曲，改变大便压迫方向，故不易发生脓肿肛瘘。

（3）小儿局部的免疫结构尚未发育成熟，直肠黏膜的免疫球蛋白减少，如果不注意局部卫生或患上引起抵抗力下降的疾病，就会引发肛周局部感染。

（4）婴幼儿肠道微生态失调，易引起大便次数多、大便稀等问题，一旦稀便积存于肛窦，便易引起肛腺感染。

7 图表结合，搞懂肛周脓肿的分类

肛周脓肿的分类见表 2-1、图 2-2、图 2-3。

表 2-1　肛周脓肿的分类

位置	分类	发病率	症状及特点
肛提肌以下	肛周皮下脓肿	40%～45%	全身症状不明显，肛周疼痛及局部肿物明显
	坐骨直肠间隙脓肿	15%～25%	臀部包块较大，积脓多，肛周疼痛及坠胀明显
	肛肠后间隙脓肿	低	症状类似肛周皮下脓肿，但疼痛主要在骶尾部
肛提肌以上	骨盆直肠间隙脓肿	低	直肠内坠胀感，常伴发热、畏冷等全身症状，易漏诊
	直肠黏膜下脓肿	低	直肠内坠胀感，指诊可摸到直肠壁疼痛明显的包块
	直肠后间隙脓肿	低	症状类似骨盆直肠间隙脓肿，但疼痛主要在骶尾部

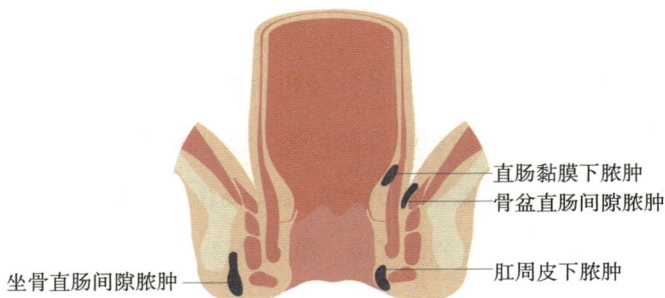

图 2-2　肛周脓肿的分类（1）

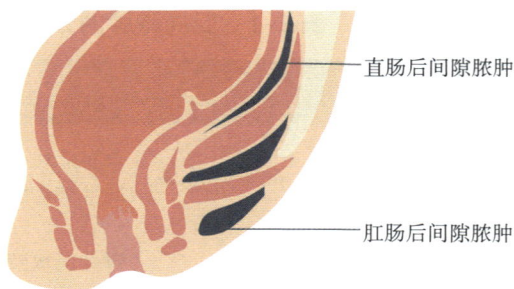

直肠后间隙脓肿

肛肠后间隙脓肿

图 2-3　肛周脓肿的分类（2）

⑧ 单纯性、复杂性、高位、低位肛瘘如何分类？什么是 Parks 分类法？

肛瘘的单纯性、复杂性取决于有几个瘘管或外口。

如果只有一个瘘管连接一个内口和一个外口，就是单纯性肛瘘。如果有多个瘘管或外口，就是复杂性肛瘘，马蹄形肛瘘也属于复杂性肛瘘的一种。

肛瘘的高位、低位取决于瘘管是否跨过肛门外括约肌的深部，低位肛瘘的瘘管位于外括约肌深部以下，高位肛瘘则有部分瘘管位于外括约肌深部以上。所以根据病变程度，我们可以把肛瘘分为低位单纯性肛瘘、高位单纯性肛瘘、低位复杂性肛瘘及高位复杂性肛瘘。见图 2-4。

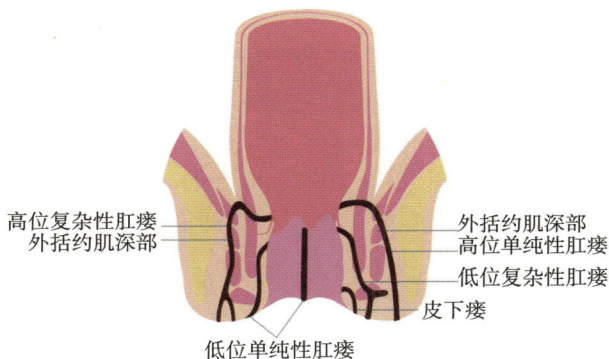

高位复杂性肛瘘
外括约肌深部

外括约肌深部
高位单纯性肛瘘
低位复杂性肛瘘
皮下瘘

低位单纯性肛瘘

图 2-4　肛瘘按病变程度的分类

在临床中，我们也依据瘘管与括约肌的关系将肛瘘分为括约肌间肛瘘、经括约肌肛瘘、括约肌上肛瘘、括约肌外肛瘘，而这种分类方法就是 Parks 分类法。见表 2-2。

表 2-2　Parks 分类法

Parks 分类	位置高低	比例	特点	示意图
括约肌间肛瘘	多为低位肛瘘	约占 70%	瘘管只穿过内括约肌，外口只有一个，距肛缘较近，3～5 厘米	括约肌间肛瘘

（续表）

Parks 分类	位置高低	比例	特点	示意图
经括约肌肛瘘	低位或高位肛瘘	约占 25%	瘘管穿过内括约肌、外括约肌浅部和深部之间，外口常有数个并互相沟通，外口距肛缘约5厘米	经括约肌肛瘘
括约肌上肛瘘	高位肛瘘	约占 4%	瘘管向上穿过肛提肌，然后向下至坐骨肛门窝穿透皮肤	括约肌上肛瘘
括约肌外肛瘘	高位肛瘘	约占 1%	瘘管穿过肛提肌直接与直肠相通	括约肌外肛瘘

9 "一看二摸三探"，肛瘘检查三板斧！

肛瘘的诊断不算难，但肛瘘位置有高有低，瘘管有多有少，症状有轻有重，治疗难在如何准确地判断内口的位置和瘘管的走行，这需要专科医生扎实的理论知识和丰富的临床经验。

（1）一看：首先把肛门分成前、后两个部分，外口在后半部分的，内口基本在后正中齿线。

外口在前半部分时，有两种情况：一是距离肛门小于5厘米的，内口一般和外口在同一方位齿线；二是大于5厘米的，内口一般后绕到后正中齿线。这种规律称为肛瘘所罗门定律。见图2-5。

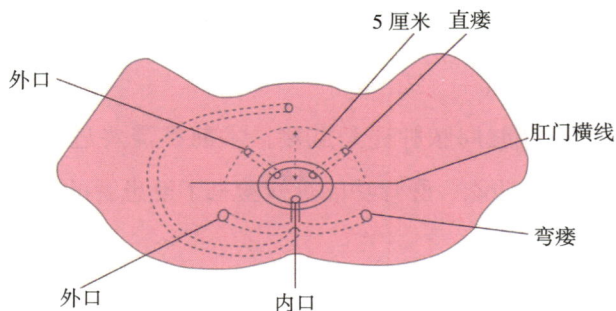

图2-5 肛瘘所罗门定律

（2）二摸：通过外口向周围摸，可以判断瘘管的走向，通过肛门的指诊，如果触及深陷的肛隐窝，基本可以判断是内口。

（3）三探：如果瘘管位置较深或者瘘管不明显，就要拿出我们肛肠科的重要"武器"——探针。通过探针从肛瘘的外口探入，沿着瘘管探查出内口。

这"三板斧"，可以帮助临床医生判断出大部分肛瘘的走向及内口。如果还难以判断，就需要依据腔内彩超及核磁进一步诊断，这个后文我们会详细讲。

⑩　肛周脓肿、肛瘘的诊治需要抽血化验吗？

肛周脓肿属于急性感染，需要做血常规来判断炎症的严重程度，检查结果一般会出现白细胞及中性粒细胞升高。肛瘘属于慢性感染，一般血常规结果正常，所以诊断前一般不需要做抽血检验。

但无论是肛周脓肿还是肛瘘，术前都需要进行血常规、传染病、凝血功能、肝肾功能等检验来了解患者的基本情况，排除手术禁忌证。

⑪　肛周脓肿、肛瘘能自行愈合吗？

肛周脓肿、肛瘘不能自行愈合。

肛周脓肿大多起病较急，红肿热痛症状明显，发展迅速，不积极治疗可能逐步蔓延形成巨大脓肿，甚至引起全身感染。就像埋在深处的地雷一样，一旦爆炸，破坏力巨大。有的肛周脓肿经过保守治疗短期内没有症状，甚至可维持几个月至数年，但不通过手术切除，始终是"定时炸弹"。

由于肛瘘和肛周脓肿均存在内口，直肠内的粪便会不断从内口进入感染病灶，使炎症物质沿组织间隙蔓延扩散，就像挖地道一样，越挖越多，越挖越复杂。所以，我们将肛周脓肿和肛瘘的治疗比喻为"地雷战与地道战"。

⑫ 肛瘘会癌变吗？

肛瘘有可能会癌变，但是癌变的概率非常低。

如果肛瘘长期没有系统治疗或治疗方法不当，炎症就会长期存在，脓性分泌物及粪便会从瘘管排出，反复的刺激会使炎性细胞增生，进而引发细胞变异发生癌变。但肛瘘和癌症并没有直接关系，肛瘘也不是癌症的前期病变。临床上肛瘘癌变的病例也十分少见，目前有报道的肛瘘癌变病例，但其肛瘘病史一般在 10 年以上。所以，肛瘘患者不必过于紧张，只需及时就医，积极配合治疗。

⑬ 肛周脓肿、肛瘘往前阴方向发展会影响生育功能吗？

一般不会。即使肛周脓肿、肛瘘往前阴方向发展，也很少影响生殖功能。

这是因为肛周脓肿或肛瘘的感染组织一般是沿组织间隙扩散，而泌尿生殖系统与消化系统在解剖上存在组织间隔。但肛瘘向前阴部发展有可能会进展成直肠阴道瘘、直肠尿道瘘和直肠膀胱瘘等，引发相关脏器不适症状。要注意的是，部分免疫力低下的患者（如糖尿病、长期使用激素及艾滋病患者），肛周脓肿可弥漫至整个前阴部，进展成坏死性筋膜炎，甚至形成败血症或脓毒血症，从而危及生命。

⑭ 保守治疗与手术治疗分别适用于什么情况？

我们建议，无论是肛周脓肿还是肛瘘，一旦确诊都要尽早进行手术治疗。只有在无手术条件或身体条件不允许手术（妊娠期、严重内科疾病、慢性疾病急性发作期、凝血功能障碍等）的情况下才建议暂时保守治疗。有些患者经过保守治疗，可暂时控制炎症，但病灶没有得到根本治疗，在机体抵抗力低下的时候该疾病可能还会复发。

第二节　治疗及术后调护

一、保守治疗

① 肛瘘与肛周脓肿的保守治疗方法有哪些？

（1）抗感染治疗：一般适用于肛周脓肿未破溃期及肛瘘发作期。首选抗生素，表浅脓肿可口服抗生素，范围较大的可静脉输注抗生素，感染严重时可联合用药。

（2）温盐水、高锰酸钾、中药熏洗坐浴：可起到清洁杀菌、消肿止痛的作用。

（3）中医内外并治：包括消肿止痛、敛疮生肌的外用栓剂或膏剂，以及中医辨证口服汤药（见表2-3）。

表2-3　常用中医辨证口服方剂

疾病	证型	证候	常用方剂
肛周脓肿	火毒蕴结证	肛门周围突然肿痛，持续加剧，肛周红肿、触痛明显、质硬，皮肤焮热；伴有恶寒发热，便秘，溲赤；舌红，苔薄黄，脉数	仙方活命饮合黄连解毒汤加减

（续表）

疾病	证型	证候	常用方剂
肛周脓肿	热毒炽盛证	肛周肿痛剧烈，持续数日，痛如鸡啄，难以入寐；肛周红肿，按之有波动感或穿刺有脓；伴恶寒发热，口干便秘，小便不利；舌红，苔黄，脉弦滑	透脓散加减
	阴虚毒恋证	肛周肿痛，皮色暗红，成脓时间长，溃后脓出稀薄，疮口难敛；伴有午后潮热，心烦口干，盗汗；舌红，苔少，脉细数	青蒿鳖甲汤加减
肛瘘	湿热下注证	肛周经常流脓液，脓质稠厚，肛门胀痛，局部灼热；舌红，苔黄腻，脉弦或滑	萆薢渗湿汤加减
	正虚邪恋证	肛周流脓液，质地稀薄，肛门隐隐作痛，外口皮色暗淡，漏口时溃时愈；伴神疲乏力；舌淡，苔薄，脉濡	托里透脓散加减
	阴液亏损证	肛周溃口，外口凹陷，瘘管潜行，局部常无硬索状物可扪及，脓出稀薄；可伴有潮热盗汗，心烦口干；舌红，少苔，脉细数	青蒿鳖甲汤加减

② 保守治疗中常用的外用药有哪些？

保守治疗中常用的外用药见表 2-4。

表 2-4 保守治疗常用外用药

剂型	名称	功效	成分
洗剂	艾黄汤（宋光瑞教授经验方）	清热祛湿消肿止痛	艾叶 12 克，黄柏 12 克，黄连 6 克，连翘 3 克，防风 6 克，苦参 12 克，花椒 9 克，皂角刺 12 克
	促愈止血汤（宋光瑞教授经验方）	活血化瘀收敛生肌	红花 12 克，没药 12 克，五倍子 12 克，石膏 15 克，赤石脂 10 克，黄柏 12 克，白及 9 克，甘草 6 克
栓剂	吲哚美辛栓、双氯芬酸钠栓等	退热止痛	主要成分是吲哚美辛或双氯芬酸钠等非甾体抗炎药
	相应中成药类栓剂	消肿生肌	麝香、牛黄、冰片、熊胆粉、地榆等
膏剂	金黄膏、玉露膏等	消肿止痛	大黄、黄柏、金银花、连翘、黄芩等
	生肌玉红膏、红油膏等	敛疮生肌	大黄、紫草、红花、珍珠粉、冰片等

③ 肛周脓肿、肛瘘的常见感染菌群有哪些？如何选择抗生素？

肛周脓肿、肛瘘的感染主要是革兰氏阴性菌和厌氧菌的混合感染，常见的感染菌群及对应的抗生素如下。

（1）大肠埃希菌：治疗常使用喹诺酮类抗生素，如环丙沙星、左氧氟沙星等。

（2）金黄色葡萄球菌：治疗常使用青霉素类抗生素，如阿莫西林、头孢菌素等。

（3）链球菌：治疗常使用 β - 内酰胺类抗生素，例如阿莫西林克拉维酸钾片、氨苄西林钠舒巴坦匹酯胶囊等。

（4）铜绿假单胞菌：治疗常使用第三代头孢菌素类抗生素，如头孢他啶、头孢曲松钠等。

（5）梭状芽孢杆菌：治疗常使用甲硝唑、克林霉素等。

二、手术治疗

① 哪些肛周脓肿患者需要急诊手术？

（1）红肿热痛症状严重的患者，因脓腔形成导致内部压力增加，不手术无法及时缓解疼痛。

（2）免疫力低下的肛周脓肿患者（糖尿病、长期使用激素及艾滋病等）易进展为坏死性筋膜炎，一旦确诊，应急诊手术。

（3）某些特殊类型的肛周脓肿，如坐骨直肠间隙脓肿、骨盆直肠间隙脓肿等，由于位置深，感染容易扩散至周围组织或器官乃至全身，需急诊手术处理。

2 "天下第一痛，开刀不用缝" ——肛周脓肿、肛瘘手术到底疼不疼？

在手术过程中，由于麻醉药的作用，患者是不会感觉到痛苦的，但由于解剖部位的特殊性，一般都是开放性创面，术后有轻微疼痛是难免的。

由于早期肛肠科的手术式式、换药理念及止痛药物存在局限性，部分患者在术后感受到极大的痛苦，所以才有"天下第一痛，开刀不用缝"的俗语。但随着现代化的发展，手术式式的改进，止痛的方法也越来越多，临床医生会根据患者的疼痛程度及规律选择合适的止痛方案，并配合快速康复理念的指导，最大程度地减轻患者的痛苦，提高患者术后康复的舒适度。

3 肛周脓肿、肛瘘手术必须住院吗？住院需要住几天？

肛周脓肿与肛瘘手术通常需要住院，住院时间与疾病的严重程度、手术方式的选择及术后的恢复情况密切相关。

低位肛周脓肿、肛瘘手术的创面较小，对肛门括约肌损伤不大，恢复时间也快，一般在术后 2 ～ 3 天即可出院。高位的肛周脓肿、肛瘘手术创面较大，恢复较慢，住院时间也较长，一般需住院 1 周以上。而且高位肛周脓肿、肛瘘往往需要挂线，这些丝线或皮筋需要 1 ～ 2 周时间才会脱落，脱落后再出院安全性更高。如果患者在术后出现出血、感染、水肿等并发症，可能需要延长住院时间。

④ 为什么肛周脓肿、肛瘘术前需要做彩超检查？

彩超对肛周脓肿及肛瘘的诊断具有较高的准确性，结合临床表现和体格检查，可以更好地评估疾病的严重程度及范围，从而制订更合适的治疗方案。彩超包括肛周体表彩超和直肠腔内彩超。

肛周体表彩超可以明确判断脓液是否形成、脓腔大小、脓液稀稠、脓壁的厚度，以及单发脓肿、多发脓肿、脓肿之间是否连通，但对于高位脓肿或复杂性脓肿的诊断可能存在局限性。直肠腔内彩超可通过超声探头探入肛门直肠内而了解肛周脓肿的位置、大小、形态，以及与周围肌肉组织的关系，最重要的是可以确定内口的位置。

对于肛瘘，彩超同样可观察到瘘管的位置、大小、形态、内口，以及与周围肌肉组织的关系，对于复杂性肛瘘及隐匿性肛瘘的诊断尤为重要。与 CT 及磁共振成像相比，彩超价格低廉，没有辐射，对人体更安全。因此，彩超是对肛周脓肿及肛瘘的一种必要且有价值的检查方法。

⑤ 肛周脓肿、肛瘘的诊断必须依靠磁共振成像（MRI）吗？

诊断分型不明确、范围较大或反复发作的肛周脓肿、肛瘘患者，建议在条件允许的情况下进行 MRI 检查。

首先，MRI 技术基于磁场原理，通过人体产生电磁信号并重建相关图像信息，相较于腔内彩超痛苦更小、舒适度更高。其次，MRI 在软组织分辨方面具有显著优势，并能实现多平面成像，从而能够清晰地展示肛门直肠肌肉与脓肿、瘘管之间的关系，显著提升诊断精确度，提高手术治愈率。最后，MRI 视野更广，可以探查到疾病可能累积到的盆腔、坐骨直肠窝及臀部肌肉区域，减少漏诊可能。

⑥ 肛瘘患者术前有必要做肠镜检查吗？

对于高位肛瘘、病因不明确的肛瘘及复发型肛瘘而言，我们建议做肠镜检查。

（1）高位肛瘘：高位肛瘘的瘘管位于肛门外括约肌深部以上，可能与直肠或结肠相关，因此需要通过肠镜检查确定瘘管与消化道的关系，以便制订合适的治疗方案。

（2）病因不明确的肛瘘：某些肛瘘可能难以确定具体病因，例如结核、克罗恩病、溃疡性结肠炎等特异性炎症，恶性肿瘤、肛管外伤感染等引起的肛瘘，但较为少见。在这种情况下，肠镜检查可以排除肠道病变，从而明确肛瘘的病因。

（3）复发型肛瘘：对于反复发作的肛瘘，肠镜检查有助于寻找病因，如肠道炎症性疾病或肿瘤等。

⑦　肛周脓肿、肛瘘患者术前需要做哪些准备？

（1）术前检查：腔内彩超及盆腔磁共振，其余同痔疮、肛裂手术。

（2）饮食准备：同痔疮、肛裂手术。

（3）皮肤准备：同痔疮、肛裂手术，肛周脓肿疼痛明显者可在术中麻醉下备皮。

（4）肠道准备：同痔疮、肛裂手术。

（5）物品准备：同痔疮、肛裂手术。

⑧ 肛周脓肿、肛瘘患者术前平时服用的药物要
 停吗?

首先要诚实且清楚地告诉医生你的病史及服药记录,医生会根据你的疾病情况来告知你如何停药。常见情况如下。

(1)阿司匹林、氯吡格雷等抗凝药物:一般需停药1周后再行手术治疗,且停药必须经心脑血管医生进行评估。

(2)降压药:一般可继续服用,如固定服药时间在术前禁食水期,可饮少许水吞服。

(3)其他药物:一般都需停药,特别注意降糖药或胰岛素,在术前禁食期间应谨慎使用,以免发生低血糖。

⑨ 局部麻醉、椎管内麻醉、全身麻醉,哪种麻醉
 方式最好?

肛周脓肿、肛瘘手术的麻醉方式取决于疾病严重程度、手术方式、患者身体状况及意愿。

(1)局部麻醉:适用于特别表浅的肛周脓肿或肛瘘手术,不需要禁食禁水,简单易行、安全性高,但作用时间短、范围小,一般需要多次进针。

(2)椎管内麻醉:包括硬膜外麻醉、蛛网膜下腔麻醉

（腰麻）、骶管麻醉等。具有操作简便、效果确切的优点，是肛周脓肿及肛瘘术式最常用的麻醉方式。

（3）全身麻醉：具有作用时间长、舒适性高的优点，但因麻醉后患者意识暂时丧失，需要气管插管，也需要仪器对生命体征进行控制及监测，对麻醉条件及麻醉医生水平要求较高。一般适用于婴幼儿、精神障碍、腰麻药物过敏、恐惧针刺、腰椎手术史及外伤史等不能配合腰麻体位的患者。

⑩　镇痛泵是什么？必须用吗？

镇痛泵是帮助镇痛的一种方法，并不是必须用的。

镇痛泵是一个可以控制药物输注速度的小设备，一端接在麻醉医生为患者配制的镇痛药物上，另一端接在患者的身上（比如手背小静脉）。镇痛泵里的药物会自动、匀速、持续地输注给患者，一般可持续使用3天左右，保证一个小剂量的基础镇痛。有些镇痛泵还可以在患者疼痛剧烈时通过按压按钮加量输注镇痛药物，以满足患者的镇痛需求，叫作自控镇痛泵。

镇痛泵体积较小，单肩、手拎、斜挎均可，携带方便，但小部分人使用后会出现恶心、呕吐的情况。因此，在使用过程中，如有不适症状，要随时告知医生。

⓫ "引流"还是"根治"——肛周脓肿手术到底怎
  么选？

　　肛周脓肿的治疗，我们的首选建议是根治手术。

　　肛周脓肿根治术在手术过程中一并去除原发的感染内口，
可最大程度上降低术后复发及形成肛瘘的概率，较切开引流
手术难度大、创伤大、恢复慢，但一般不需要二次手术。

　　肛周脓肿切开引流术，适用于住院时间紧迫、身体条
件较差、脓肿复杂无法找到原发内口的患者，手术步骤见
图 2-6。术中将脓肿切开，达到引流脓液、减轻痛苦、防止
扩散的目的，具有手术简单、创面小、痛苦小、恢复快等
优点，但术后复发或形成肛瘘的概率较大，一般需要二次
手术。

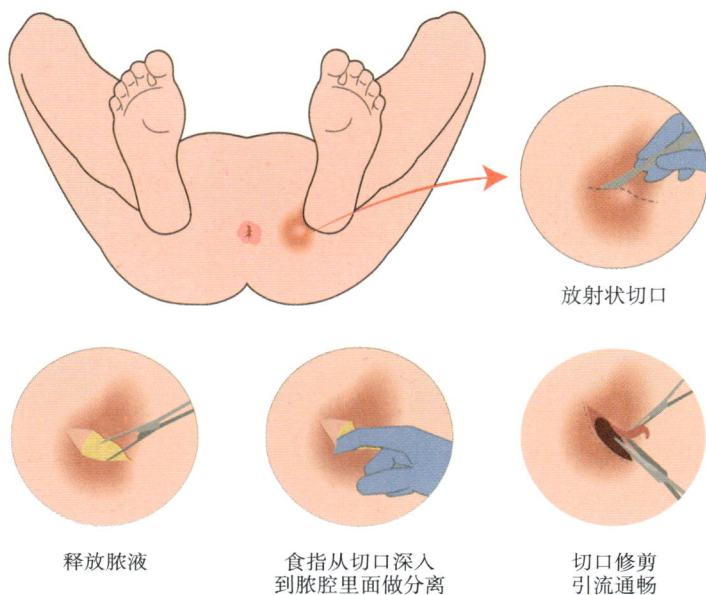

放射状切口

释放脓液

食指从切口深入
到脓腔里面做分离

切口修剪
引流通畅

图 2-6　肛周脓肿切开引流术

⑫　肛瘘的常用手术方法盘点！

目前我们常见的有以下 6 种肛瘘手术术式。

（1）肛瘘切开术：为低位肛瘘的主要治疗方法，也是高位肛瘘位于肛管直肠环以下部分的辅助方法。优点是较切除及挂线术式疼痛小，疗效可靠。见图 2-7。

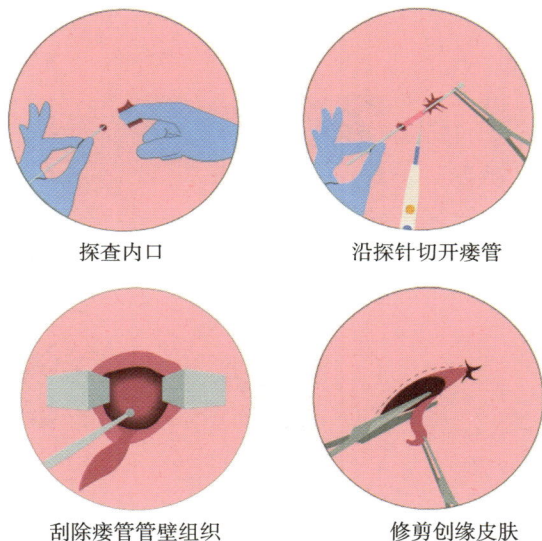

探查内口

沿探针切开瘘管

刮除瘘管管壁组织

修剪创缘皮肤

图 2-7 肛瘘切开术

（2）肛瘘切除术：适用于瘘管粘连或瘘管较细导致探针无法探入的低位肛瘘。优点是可一次将病变组织切除，引流通畅，缺点是较切开术创面大、痛苦大、瘢痕重。

（3）肛瘘挂线术：适用于瘘管位于肛管直肠环以上部分的高位肛瘘。优点是可以保护括约肌功能，缺点是术后痛苦大，术后皮筋松动需要紧线。见图 2-8。

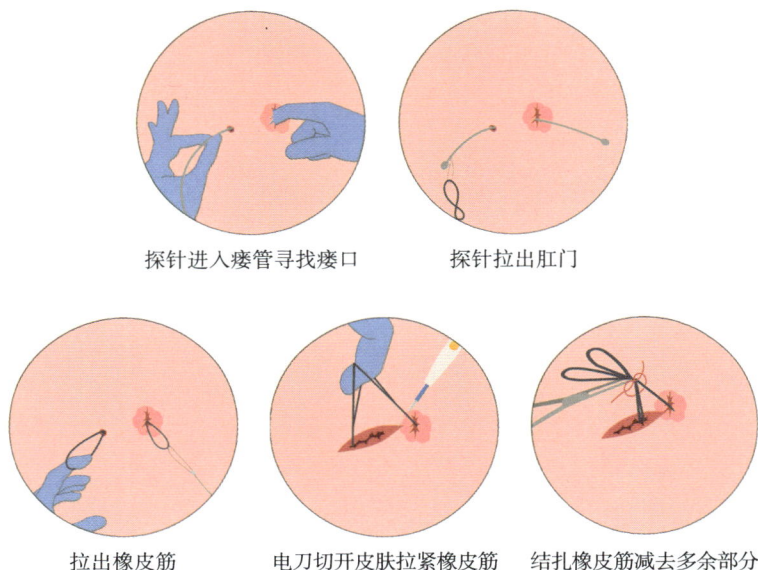

探针进入瘘管寻找瘘口　　　　探针拉出肛门

拉出橡皮筋　　　电刀切开皮肤拉紧橡皮筋　　结扎橡皮筋减去多余部分

图 2-8　肛瘘挂线术

（4）经肛门括约肌间隙切开术（transanal opening of intersphincteric space，TROPIS）：适用于病灶沿内外括约肌间隙发展的肛瘘，尤其是高位经括约肌型、括约肌上型、括约肌外型的肛瘘。TROPIS 手术创伤较小、恢复较快，在保证治愈率的前提下能够充分保护肛门功能。

手术步骤：直接切开肛管近端皮肤、内括约肌和直肠远端，进入括约肌间隙，对脓腔进行引流。

（5）括约肌间瘘管结扎术（ligation of intersphincteric fistula tract，LIFT）：适用于经括约肌肛瘘。优点是创面较小、

恢复快、对肛门功能影响小，术中对病灶的切除细致入微，在患者术后恢复期间需要持续观察创面情况。

手术步骤：①识别内口，在瘘管穿经括约肌间沟的位置做弧形切口。②识别括约肌间瘘管，括约肌间瘘管被分离出来并用弯钳挑出。③结扎括约肌间瘘管，采用可吸收线在括约肌间瘘管穿经内括约肌处缝合。④去除括约肌间瘘管，在紧靠缝线的位置切断瘘管，切除剩余的括约肌间瘘管送病理检查。⑤刮除瘘管组织，通过刮匙刮除残余瘘管腔内的慢性感染组织。⑥缝合外括约肌缺损，通过括约肌间创口采用可吸收线缝合外括约肌的缺损。⑦关闭切口，缝合肛缘处弧形切口。

（6）直肠黏膜瓣推移术（endoanal advancement flap，ERAF）：优点在于保护肛门括约肌，创伤小、疼痛轻，可重复多次治疗，但操作较为复杂，难度较大。

手术步骤：①明确内口位置，完整切除内口及周围的感染灶，减少复发的可能性，在内口上方取健康的"U"形直肠黏膜瓣，黏膜瓣应包括黏膜、黏膜下层和部分环形肌层，顶窄底宽，底部宽度约为顶部的2倍。②下拉黏膜瓣，使其覆盖创面，给予可吸收线无张力间断缝合黏膜瓣与其周围组织。③缝合内口处括约肌层，增强肛门的控制功能。

⑬   老祖宗留下来的"瑰宝"——挂线疗法！

挂线疗法治疗肛瘘，首载于明代的《古今医统大全》，距今已经 400 多年。经众多医家不断改良，挂线疗法不断完善，在清代已为临床广泛应用。现根据其作用机制的不同，分为切割挂线和引流挂线。

（1）切割挂线是通过在肛瘘内外口之间挂线（或橡皮筋）并勒紧，以线代刀，慢性切割内外口之间的组织及肌肉，边切割边生长，达到敞开瘘管，保护肛门功能的目的。

（2）引流挂线不需要紧线，通过异物刺激保持瘘管通畅，促进分泌物排出。

这两种方法和肛瘘其他术式结合起来，又可以创造出许多新的术式，包括切开挂线法、虚实挂线法、深切浅挂法等，为治疗不同类型肛瘘提供了许多新的选择。

⑭   肛周脓肿、肛瘘手术一般是多长时间？

肛周脓肿、肛瘘手术的时间取决于病灶的范围、感染的深度和具体的手术方式。例如肛周脓肿切开引流术、低位肛瘘切除术等这类比较简单的手术，经验丰富的肛肠科医生手术时间一般不会超过半个小时。多间隙感染的脓肿根治术或高位肛瘘的低切高挂线术这类较复杂的手术，手术时间可能需要四五十分钟，甚至一两个小时。

当然，患者进入手术室后还需要进行核对、签字、麻醉、消毒、手术、包扎、苏醒（观察）等一系列流程，在手术室做术前准备的时间远大于手术时间。

⑮　肛周脓肿、肛瘘手术需要缝线、拆线吗？

不论是肛周脓肿还是肛瘘，手术切口一般都是不缝合的，所以也就不存在术后拆线的问题。这是因为肛周脓肿和肛瘘都属于感染性化脓性疾病，术后创面保持开放状态，有利于脓性分泌物的引流，避免积聚在创面内导致二次感染。另外，肛门的主要功能是排便，术后的正常排便会使缝合的创面撑裂或粪便残留延缓愈合，也会增加患者的疼痛不适。但也有一些特别的挂线、拖线术式，术后需要紧线或者拆线，但这和缝合创面、术后拆线不同。

⑯　小儿肛周脓肿、肛瘘手术有何特殊之处？

小儿肛周脓肿、肛瘘手术与成人相比并没有太大区别，手术的关键都是找到并处理好原发内口。但由于小儿的生理特点，因此在麻醉方式、手术方式及术后康复等方面较成人有所不同。

麻醉方面，小儿一般不能配合弓腰屈膝，所以一般采取全身麻醉。由于小儿皮肤肌肉娇嫩，手术方式一般采取直接切开或切除的术式，而不采取挂线的术式。术后康复尤其要注意创面的护理。小儿新陈代谢较快，所以恢复周期一般也较成人短，有的甚至 1 周就可完全恢复。

⓱　肛周脓肿、肛瘘能合并痔疮手术一起做吗？

通常不推荐肛周脓肿、肛瘘与痔疮手术联合进行。由于肛周脓肿、肛瘘都属于感染性疾病，而痔疮属于非感染性疾病，同时进行手术有增加感染的风险，并且同时处理这两种情况会扩大手术切口的面积，从而增加术后疼痛、出血等并发症的概率。

三、术后当天

❶　术前、术后需要导尿吗？

肛周脓肿、肛瘘的手术时间较短，且一般不会对膀胱功能产生影响，所以术前一般不需要导尿。

如果肛周脓肿、肛瘘的病情复杂，或者病灶侵犯范围靠近泌尿系统，建议术前留置导尿管，避免术中损伤尿道。手术后受到麻醉、疼痛刺激、敷料压迫等因素的影响，部分患者可能出现排尿困难（尤其是有前列腺增生病史的中老年男性），当热敷、诱导、针刺、药物治疗等方法无效时，需及时对患者行留置导尿。

② 术后多长时间可以喝水、进食？

不同的麻醉方式，时间也不同。

局部麻醉时，建议术后 2 小时后进食、饮水。因为吞咽动作会刺激胃肠蠕动，过早地进食、饮水可能会引起提前排便而致创面感染出血。

对于椎管内麻醉及全身麻醉，过早进食会引起胃部不适甚至呛咳误吸，一般建议术后 6 小时后可少量饮水。没有出现不适的情况后，再逐渐进食，以流食、半流食（米粥、汤面、菜糊、肉糊、蒸蛋等）为主，逐步过渡到正常饮食。

3 术后多长时间可以排大小便？

肛周脓肿、肛瘘术后的排便时间取决于麻醉方式。

局部麻醉一般对患者体位没有特殊要求，术后即可下床，有尿意即可排尿。

椎管内麻醉及全身麻醉因为麻醉药物代谢较慢，一般建议术后 4 ～ 6 小时，可以正常活动时再下床排尿。

在临床实践中，通常认为术后 24 小时内患者排便伴随出血的风险较高。由于术前的清洁灌肠、手术期间及之后的禁食措施，以及活动量的减少，患者首次排便的时间往往推迟至术后第 1 天或第 2 天，对于某些便秘患者而言，首次排便的时间间隔可能会更长。若患者提前排便，则必须密切监测出血及渗血状况。若首次排便出现困难，可考虑采用清洁灌肠辅助排便。

四、术后 1 周内

1 术后需要输液吗？

肛周脓肿、肛瘘术后建议输液，主要目的是抗感染、止血、补充水分和能量及对症治疗。

　　首先，针对感染问题，鉴于肛周脓肿及肛瘘的手术创面均为开放性感染性创面，术后若炎症指标未见显著升高，建议输3天的抗生素预防性治疗；若炎症指标显著升高，则需采取积极的抗感染措施。其次，根据患者的凝血功能、创面尺寸及渗血出血情况，适当输注止血药物。此外，由于患者在手术前后需经历一段时间的禁食、禁水期，术后亦需通过输液方式补充水分和能量。最后，对于患者的基础疾病及可能出现的并发症，应通过静脉输注途径进行积极的对症治疗。

② 术后饮食如何安排？

　　（1）术后可进食后，首选流食、半流食，胃肠无不适再过渡到正常饮食。

　　（2）术后饮食要清淡、易消化、营养均衡。多饮水，多食蔬菜等富含膳食纤维的食物，有助于软化大便和促进胃肠蠕动。适当进食瘦肉、鱼肉、蛋类等高蛋白食物，有助于创面愈合。

　　（3）禁酒，避免进食辛辣刺激、油腻、油炸、腌制、烧烤、生冷的食物，减少腹泻或便秘对肛门的刺激。

　　（4）便秘病史患者可多食用水果预防大便干结，高血压、高血糖、高血脂、高尿酸等患者饮食需兼顾基础疾病，服用清热类中药忌食羊肉、海鲜、韭菜等发物。

③　术后多运动还是多休息？

　　肛周脓肿、肛瘘术后已经可以下床的患者，我们建议静卧与活动相结合，根据术后的恢复阶段及个人身体状况来动态调整活动安排。

　　在术后早期，以静卧休息为主，低强度、小范围、少量多次的活动为辅。静卧休息可减少活动对创面的牵拉和刺激，有助于减轻疼痛、减少出血，促进创面的初步愈合。短时间（5～10分钟）地站立或走动，既可以增强胃肠蠕动，预防便秘的发生，也有利于坏死组织的渗出引流，还可以促进全身及肛周血液循环，预防深静脉血栓形成，加速创面的愈合和组织的修复。

　　在术后中后期，创面出血风险降低、疼痛逐渐减轻时，应逐渐增加活动量。但是，有心脑血管疾病等基础疾病的患者，活动的安排需更加谨慎。同时，患者应密切关注自身感受，如有任何不适，比如创面疼痛加剧、出血增多等，应及时停止活动并咨询医生。

4 减轻术后疼痛的方法有哪些？

（1）镇痛泵：一般在术前麻醉医师会咨询患者是否选择，镇痛泵可持续使用 3 天左右，镇痛泵中的药物会在血液内维持稳定的浓度，保证基础的止痛效果。

（2）长效止痛针：肛肠科最常用的长效止痛针是亚甲蓝注射液与局部麻醉药的复合制剂，在术后注射于创面皮下，可减轻术后疼痛。亚甲蓝可作用于神经纤维，使髓质产生可逆性损伤，使局部感觉迟钝、括约肌松弛，从而达到持续镇痛的目的。局部麻醉药如利多卡因注射液不仅可以止痛，同时具有抗炎作用。长效止痛针的镇痛效果可维持 1 周左右，但用药前期 2 ～ 4 小时可能会引起灼痛反应。

（3）止痛药：包括各种口服制剂、栓剂及静脉制剂。按照分级可分为轻、中、重三级。

1）轻度镇痛药：常用非甾体抗炎药，如双氯芬酸钠、吲哚美辛、布洛芬等。

2）中度镇痛药：常用曲马多，或弱阿片类，如氨酚双氢可待因片等。

3）重度镇痛药：常用强阿片类，如盐酸吗啡针等。

（4）中医止痛：包括消肿止痛类的中药坐浴，止痛类的中成药，耳针，微针针刺等。

在临床实践中，通过上述止痛方法的联合使用，大部分患者对术后的疼痛是可以耐受的，甚至有部分患者感觉不到明显的疼痛。

5 肛肠术后想不痛，聪明患者这样做！

（1）排便管理：肛周脓肿、肛瘘手术的切口处于肛门周围，术后排便会刺激创面产生疼痛甚至痉挛。因此，术后大便的管理非常重要，最理想的大便次数是每天 1～2 次，或者 1～2 天 1 次，最理想的大便时间是 3～5 分钟，最理想的大便形态是质地柔软的半固体。患者可根据调节饮食结构来改变自己的大便习惯，或咨询医生选择药物协助排便。

（2）提前镇痛：肛肠手术后的疼痛一般是可预见性的疼痛，最常见的就是排便与换药。患者可根据这种疼痛的规律提前镇痛，在排便或换药前，提前使用一些止痛药物，使药物在创面最疼痛时发挥作用。

（3）积极沟通：每个人对于疼痛的耐受度是不同的，要及时准确地向医护人员反馈自己的疼痛程度及疼痛规律，以便医生根据患者的情况制订个性化的止痛方案。

6 术后创面愈合如何分期？

在临床实践中，通常将肛周脓肿及肛瘘术后创面愈合过程划分为三个阶段。

（1）炎症期：以创面渗出分泌物为主，通常开始于术后数小时内。创面中的血液和渗出液中的纤维蛋白原很快凝固成凝块，对创面起保护作用，同时还会有少量的坏死组织从正常组织中剥离。此时期换药的主要目的是清除创面分泌物，保持创面清洁，预防感染。

（2）肉芽组织增生期：此阶段大约从术后第 3 天开始，肉芽组织生长方向多垂直于创面，从其创面底部及边缘长出，逐渐填平伤口。因此，在换药过程中，需要特别注意对肉芽组织的保护，以及保持肛周湿润环境，避免创面干燥，如果出现肉芽组织过度增生，需要予以修剪。

（3）上皮组织覆盖期：术后 24 小时内，创面边缘的基底细胞开始增生，并在凝块下面向伤口中心迁移，形成单层上皮，覆盖于肉芽组织表面，最后增生、分化成鳞状上皮。健康的肉芽组织对表皮再生十分重要，它可提供上皮再生所需要的营养及生长因子。换药时应避免摩擦或过度牵拉，还需重点预防假性愈合（表面闭合而内部空洞）。

7 术后不敢排便该怎么办？

部分患者在术后因为害怕疼痛或担心创面开裂而不敢排便。对此我们有以下建议。

（1）放松心情：肛周脓肿、肛瘘的手术相对于痔疮、肛裂来说距离肛门较远，排便时的疼痛是可以忍受的，过于紧张和焦虑反而会使括约肌痉挛，不利于大便的排出。

（2）饮食调整：可以通过多饮水、合理饮食，保持大便的通畅。

（3）温水坐浴：可以在排便前温水坐浴，放松肛门肌肉，减轻疼痛或不适，甚至可直接在温水中排便。

（4）药物治疗：便秘患者可提前使用润肠药物，疼痛敏感的患者可以提前使用止痛药物。

（5）及时就医：如大便干结、排便困难可寻求医生，帮助清洁灌肠。

8 排便后如何清理？

排便后首先使用温水或生理盐水进行清洗，去除创面上残留粪便及分泌物，保证创面的清洁卫生。如创面较大、较复杂，可使用冲洗器进行冲洗。有条件的可进行中药熏洗坐浴，缓解排便后的疼痛及坠胀不适。冲洗或坐浴后，纸巾或棉柔巾蘸干水分，最后使用纱布隔离覆盖，吸附分泌物。

⑨ 术后总有便意，是什么原因导致的？

　　肛周脓肿、肛瘘术后总有便意主要是因术后创口、结扎线、皮筋或纱条的刺激而致，这种便意表现为下坠感，随着创面的恢复会逐渐好转。也有部分患者是因为排便时恐惧疼痛而导致大便排出不畅，残留的大便刺激直肠末端，从而持续产生便意。这种情况需要加强排便管理，尽量一次性排尽大便。

⑩ 术后创面有分泌物正常吗？

　　肛周脓肿、肛瘘术后创面都会有分泌物，这是创面生长愈合过程中的正常现象。

　　分泌物的颜色多发白或发黄，也可因混入血液导致颜色发红。分泌物的质地多黏稠，成分一般为创面的渗出液、脱落的坏死组织、肠道的黏液混合而成。早期分泌物较多，中后期分泌物逐渐减少，肉芽会逐渐变得新鲜红润，我们称为"腐肉去、新肉生"。如果肉芽组织颜色发白发黄，分泌物却突然减少，要考虑是否引流通畅。如果分泌物过多，要考虑是否存在二次感染。

⑪　术后肛门有异味正常吗？

　　肛周脓肿、肛瘘术后肛门可能会产生异味。一方面，术后创面会持续不断渗出分泌物，另一方面，术后肛门皮肤不平整，大便尤其是稀便后，创面内会有粪渣残留。这些分泌物、粪渣如果没有及时清理，会产生异味。同时，术后大量出汗加上短时间内不能洗澡，也会加剧肛门的异味。但如果创面冲洗或坐浴干净后还有明显的异味甚至臭味，要考虑是否有创面污染导致感染加重的可能。

⑫　术后换药前需要打"麻药"吗？

　　肛周脓肿、肛瘘术后换药前一般不需要打"麻药"。

　　一方面，患者在止痛泵、止痛药或长效止痛针的作用下，通常能够承受术后换药过程中的疼痛。另一方面，术后换药是每天都要进行的，如果频繁使用麻醉药品可能会对机体产生不良影响。但是，对疼痛特别敏感的患者，建议在首次换药前使用麻醉剂，可以缓解焦虑情绪，并减轻疼痛。

⑬ 术后是怎么换药的？

术后换药主要为以下 4 个步骤。

（1）患者采取侧卧位或截石位，医师移除创面内的引流条。如果引流条与组织发生粘连，则在冲洗的同时缓慢拔除，彻底清除分泌物及残留粪渣后，进行创面消毒。

（2）如果肉芽组织过度生长，需进行适当修剪确保创面正常愈合；如果存在引流管，则应使用甲硝唑注射液或生理盐水进行深部冲洗；如果采用了拖线法，应适当拖拽以便引流。

（3）在肛门内塞入栓剂并配合创面涂抹药膏，预防出血、消肿止痛、促进愈合。随后在创面内重新放置引流条，压迫止血并确保引流通畅。

（4）用无菌纱布或敷料擦拭并包扎肛周皮肤，并使用胶带进行固定。

⑭ 术后多长时间换一次药？

肛周脓肿、肛瘘术后的换药非常重要，可以说创面的愈合是否成功，手术因素和换药因素各占一半。在前期，有炎性渗出液时，一般需要每天换 1 次药；如果大便次数或创面渗出液较多时，需要每天换 2 ～ 3 次药。在后期，随着渗出液逐渐减少，换药频次也可逐渐延长，可慢慢过渡到 2 ～ 3 天换 1 次药。

⑮　术后换药时为什么要填塞纱条？纱条要塞多久？

肛周脓肿、肛瘘术后会有大量的炎性分泌物渗出，创面内填塞纱药条有利于吸附分泌物，保持创面的引流通畅；也可起到压迫预防出血的作用；还能使肉芽组织从里向外生长，预防创面假性愈合。纱条上还可掺入透脓去腐或敛疮生肌的药膏，促进创面的愈合。

术后换药、填塞纱条一般需 1 ～ 2 周；当创面分泌物渗出减少、出血渗血风险降低、肉芽生长良好时，慢慢地就可以停止填塞纱条。

⑯　术后排便出血正常吗？

肛周脓肿、肛瘘术后排便时少量出血是正常的现象。因为肛周脓肿、肛瘘手术都是开放性创面，术后排便时大便会摩擦创面，下蹲的动作也会增加血管压力，进而导致排便出血。

其实不只排便，术后剧烈活动、久坐久站、清创换药、修剪肉芽等，只要创面受到摩擦或刺激，都可能出现出血、渗血的情况。这种出血的情况在创面未完全恢复前都有可能出现，一般不需特殊处理，正常清洗、换药即可自行恢复。如出血量较大，需减少活动，及时呼喊医护人员或至医院就诊。如反复出血，需排除血液系统疾病或消化道其他部位出血的可能性。

⑰ 肛瘘术后有哪些常见并发症？如何处理或预防？

（1）出血渗血：轻微的出血渗血只需卧床休息、减少活动、流质饮食、延迟排便或压迫止血即可，严重的需行电凝或缝扎止血，可预防性使用止血药物。

（2）肛门狭窄：术中最大范围保留肛门直肠组织，可预防性侧切部分括约肌，术后配合扩肛，可配合使用祛疤药物。

（3）肛门失禁：术中注意保护括约肌，避免切断肛管直肠环。轻微的不完全失禁，加强肛门功能锻炼或生物反馈治疗可缓解。较重的肛门失禁可行括约肌缝合术。

（4）创面疼痛：根据患者的疼痛规律及疼痛评分制订个

性化的止痛方案。

（5）创面边缘水肿：涂抹清热消肿类药膏，中药洗剂坐浴，外敷硫酸镁，口服血管活性药物。

（6）切口感染：规范抗菌药物的使用，规范冲洗换药流程，必要时进行再次清创处理。

（7）排尿困难：可采用声音诱导、热敷、针灸、药物治疗等，无效者可留置导尿。未正常排尿前避免大量喝水，以防加剧膀胱压力。

（8）排便困难：清淡饮食，增加饮水量及膳食纤维量，可配合缓泻剂协助排便，粪便嵌塞肛门可使用开塞露或清洁灌肠进行缓解。

五、术后 2～4 周

① 术后创面出现凹凸不平的生长情况怎么办？

肛周脓肿、肛瘘创面在愈合的过程中，新生的肉芽组织会使创面表面看起来凹凸不平，这是正常的生理现象，一般不需特殊处理。

随着时间的推移，创面会逐渐平整。如果肉芽增生过快，已经超过创面周围正常皮肤的高度，可能需要进行肉芽的擦拭或修剪，预防出现假性愈合。修剪"肉芽"虽然听起来很疼，但是肉芽组织没有神经，患者感觉不到疼痛，只会有一些轻微的渗血，垫棉花压迫一般都可缓解。

2 术后创面边缘瘙痒正常吗？

肛周脓肿、肛瘘术后创面边缘瘙痒是正常现象，患者不必过度焦虑和紧张。

肛周区域的神经分布是密集且敏感的，在创面愈合初期，创面上分泌物、皮筋的刺激会导致瘙痒。在创面愈合后期阶段，新生的皮肤也伴随着新生的血管及神经，患者会感觉创面边缘异常瘙痒。这种瘙痒可通过冲洗、中药坐浴及外涂止痒类药膏缓解。还有部分患者瘙痒是由局部药物或敷料过敏导致，需明确过敏原并予以抗过敏治疗。

3 出院后居家换药注意事项有哪些？

（1）根据医生要求准备栓剂、膏剂、碘伏或其他消毒类制剂、纱布、胶带、手套或指套、护理垫，创面较大的需备生理盐水及冲洗器。

（2）换药前需先进行生理盐水冲洗或中药洗剂坐浴，尽量清理干净分泌物及残留粪渣，保证创面的清洁卫生。

（3）冲洗过后敷料平按平起，将残留的分泌物及液体去除，不可暴力擦拭，如有皮筋或丝线勿自行拖拽。

（4）创面内及肛门涂抹膏剂，借助膏剂的润滑作用塞栓，动作要轻柔，塞栓时可做排便动作打开肛门，手指进入深度约两个指节，保持 3 秒再退出，防止栓剂滑出。

（5）敷料包扎不可过厚，保持创面的透气性，若分泌物较多渗透敷料，需及时更换。

④ 术后多长时间复查一次？

我们前面提过，肛周脓肿、肛瘘的住院时间从几天到 2 周、3 周不等。但出院后都需要定期返院复查，保证能够及时了解患者创面的恢复情况，及时发现并处理并发症。

复查的频率一般为出院后第 1 周复查 1 ～ 2 次，再往后每 1 ～ 2 周复查 1 次，直至创面完全愈合。如果创面有肉芽增生、创缘水肿、肛门狭窄等并发症，可能复查频次会增加。如创面恢复较好或路程较远，可线上复查或至当地医院复查。

六、术后 1～3 个月

① 术后假性痊愈的症状有哪些？

肛周脓肿、肛瘘术后假性痊愈，是指创面表面看起来已经愈合，但内部创面并未完全愈合，形成中空的桥形愈合。其主要症状有瘙痒、疼痛、肿胀、憋胀甚至发热，也有部分患者暂时无症状，后期随着渗出液的增多，愈合的表皮再次破溃，渗出炎性或血性分泌物。假性愈合的创面按压可有触痛，有的可触及皮下凹陷的空腔。

② 术后出现假性痊愈怎么办？

肛周脓肿、肛瘘术后出现假性愈合要及时挑开表皮甚至皮下组织，创面较深的需要手术将切口重新打开，查看创面内是否有残留组织或异物，并修剪创面，必要时设置引流管或皮筋、丝线保证引流通畅，彻底冲洗，放置引流条保证创面从里往外、由深向浅逐渐生长，如有感染配合抗感染治疗。

3 术后会留瘢痕吗?

肛周脓肿、肛瘘术后会留瘢痕。

肛周脓肿、肛瘘手术一般是开放式的创面,术后肉芽组织逐渐填平创面,最后形成瘢痕。按时规范地换药、保证创面的引流通畅、保持肉芽组织的新鲜可以最大程度地减少术后瘢痕过多的形成。随着时间的推移,3 ~ 6 个月瘢痕会慢慢软化和周围组织逐渐融合在一起。

瘢痕的大小也和个人体质关系较大,但肛周的瘢痕一般不会影响正常生活及排便,瘢痕较重而导致感觉异常的也可进行祛疤治疗或美容手术。

4 术后会影响肛门功能吗?

表浅的脓肿或低位的肛瘘手术涉及的肛门括约肌范围小,术后通常不会影响肛门功能。而深部的脓肿或高位复杂性的肛瘘要想清除干净,需要扩大清创范围,这会损伤甚至切除一部分的肌肉及神经组织。术后可能影响患者的精细感觉或肛门节制功能,导致短时间内出现漏气、漏便的情况,但随着时间的推移,一般会慢慢恢复,症状也会消失。随着手术理念的进步,各种保留括约肌的术式在不断创新,手术损伤在逐渐减小，肛肠科医生对肛门功能的保护也做得越来越好。

⑤ 术后复发率高吗？

肛周脓肿术后复发率的高低主要取决于手术方式。

肛周脓肿手术方式根据是否处理原发内口，可以分为切开引流术与根治术。切开引流术术后复发率或形成肛瘘的概率都较大，而根治术术后的复发率较低。

肛瘘术后复发率的高低，取决于手术是否准确找到内口并清除干净。尤其是复杂性肛瘘，常有多个内口或多条瘘管，手术如有遗漏，感染源将持续存在而导致复发。此外，术后换药不规范、特异性感染、不良饮食习惯等因素，也会增加术后复发率。

⑥ 术后多长时间可以上班？

术后可以上班的时间取决于疾病严重程度、手术方式、恢复情况及工作性质。一般要等创面情况稳定、疼痛可以耐受、没有出血风险才适宜上班。轻体力劳动的工作一般术后1～2周，患者就可正常上班，重体力劳动的工作需创面基本愈合，患者才可以正常上班。

7 术后多长时间可以饮酒？

在创面没有完全愈合前是不能饮酒的，酒精会导致抵抗力下降、出血风险增加、愈合时间延长。

在创面完全愈合 3 个月后可以少量饮酒，对于病情复杂或者饮酒后易腹泻的患者不建议饮酒。因为酒精会引发肛门局部黏膜及瘢痕的充血、水肿，有可能引发肛隐窝感染，导致旧病复发。

8 术后多长时间可以开车、坐飞机？

术后可以开车、坐飞机的时间取决于疾病的严重程度及手术方式。

脓腔比较表浅或瘘管位置较低的患者术后 1 ～ 2 周创面情况稳定，即可短时间地开车、坐飞机。

脓腔较大较深、瘘管较高、较复杂的患者手术创面较大，甚至可能存在挂线，长时间保持坐位易导致疼痛加剧或出血渗血，一般术后 3 ～ 4 周开车、坐飞机较为安全。但是，长时间的自驾或十几个小时的长途飞行，建议创面完全愈合后再逐渐尝试。

第三节　肛周脓肿、肛瘘预防

1 肛周脓肿、肛瘘术后复发原因大盘点！

（1）手术方式的选择，切开引流术本身就有较高的复发率，当诱发因素再次出现时有可能导致复发。

（2）手术过程中未找到正确的内口、感染组织清创不彻底或引流不通畅，导致感染组织再次侵入而引起复发。

（3）术后基础疾病控制较差，糖尿病、肾病综合征等基础病的患者免疫力低下，会增加复发的概率。

（4）术后清洗或换药不规范，导致创面感染或假性愈合。

（5）不良的生活方式、饮食习惯及排便习惯没有纠正。

2 预防小儿肛周脓肿、肛瘘，家长要注意的事项有哪些？

（1）保持肛门部的清洁卫生：使用柔软、透气的尿布或尿不湿，避免使用粗糙或有刺激性的产品。及时清洗和更换尿布，保持宝宝肛门清洁干燥。

（2）预防便秘和腹泻：便秘和腹泻都可能导致肛周脓肿、

肛瘘的发生。如果出现便秘或腹泻，应及时寻求医生的帮助。

（3）合理饮食：混合喂养的宝宝要选择合适的奶粉。断奶后的饮食应均衡、有营养，避免摄入过多油腻、辛辣等刺激性食物，确保摄入足够的水分和纤维素，保持大便通畅。

（4）增强体质：适当的体育锻炼可以增强小儿的体质，提高免疫力，有助于预防肛周脓肿、肛瘘。

（5）及时治疗其他疾病：如果小儿患有其他可能导致肛周脓肿、肛瘘的疾病，如肛裂，应及时治疗。

第三章

肛裂·痛"腚"思痛

　　小丽，女，26岁。春节期间，亲朋聚会吃了不少坚果、油炸食品，没怎么喝水，从大年初三开始，就觉得排便困难且大便很干燥。初六上午如厕期间肛门处一阵撕裂样剧痛，查看坐便器发现大便带血。她起初以为是痔疮犯了，没当回事儿。可是接下来的几天，情况完全没有好转，每次上厕所时，肛门就特别疼痛。于是开始害怕排大便，忌惮如厕，有时宁可憋着。但是，越是这样逃避，每次如厕时疼痛就越剧烈。后来，她发现肛门皮肤上有一个小裂口，外用一些药膏后，裂口一直不能愈合。对此小丽十分苦恼，来到医院就诊。医生诊断小丽所患疾病为肛裂。

　　什么是肛裂呢？下面我们来聊一聊。

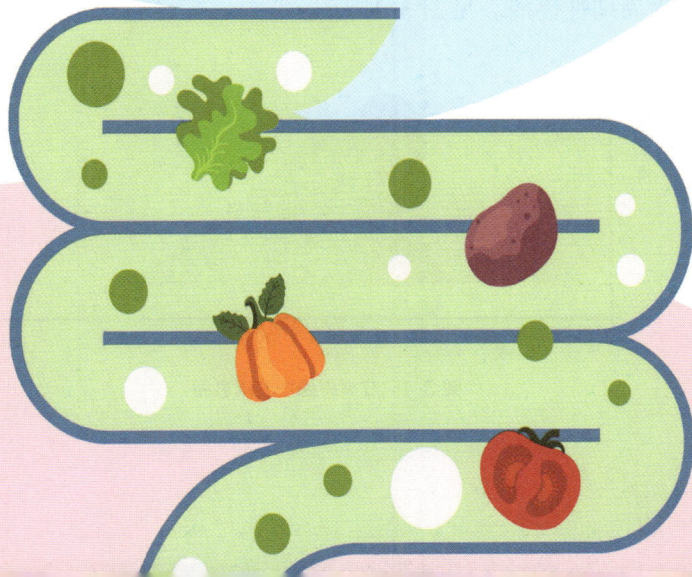

第一节　门诊检查诊断

① 肛裂为什么一会儿痛一会儿不痛？

肛门疼痛是肛裂的主要症状。

当粪便通过肛管（指齿线至肛缘的部分，成人平均长约2.5厘米）时，刺激肛管裂口的神经末梢，会引起严重的烧灼样或刀割样疼痛。排便后数分钟内，疼痛减轻直至消失，此期称为疼痛间歇期；稍后因括约肌痉挛收缩，又一次产生剧痛，直至括约肌疲劳松弛，疼痛逐渐缓解。但是下次排便时，疼痛会再次发生。我们把这种一会儿痛一会儿不痛的特点，称为周期性疼痛。见图 3-1。

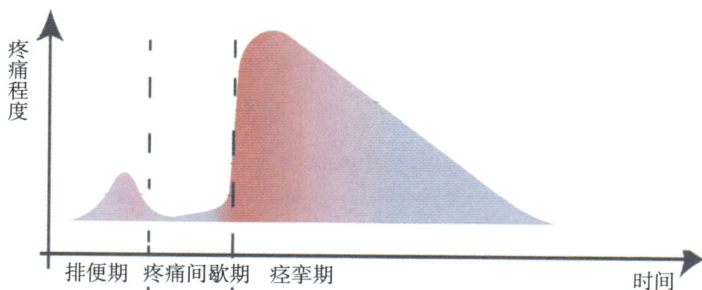

图 3-1　肛裂疼痛发展示意图

②　肛裂有哪些典型表现？

一是周期性疼痛，且疼痛剧烈，呈撕裂样。二是便秘，越疼越不敢大便，进而引起便秘，两者相互影响、互为因果，恶性循环。三是出血，肛门处有创面，导致排便时易少量出血，且颜色鲜红。

③　肛裂是什么原因导致的呢？

（1）局部损伤：最常见的是长期便秘导致粪便干结、排便用力，从而引起肛门过度扩张、撕裂，造成肛裂。还有如异物损伤、手术、暴力指诊或肛门镜检查，以及分娩等也可造成肛管皮肤损伤，引起肛裂。

（2）感染：肛门周围有炎症，易导致肛管皮肤弹性降低，脆性增加，容易损伤，从而形成肛裂。

（3）其他因素：结核病、溃疡性结肠炎、克罗恩病等可能会侵及肛管，导致肛裂。

④　肛裂如何分类？

通常肛裂有 2 种分类方法：一种是将肛裂分为三期，I

期、Ⅱ期、Ⅲ期；另一种是按照病程可分为急性肛裂和慢性肛裂，见表3-1。

Ⅰ期：肛管皮肤浅表纵裂，溃疡边缘表浅整齐，色红新鲜，创面有弹性，触痛明显。Ⅱ期：有反复发作史，溃疡边缘不规则、增厚、弹性差，呈紫红色或有脓性分泌物。Ⅲ期：溃疡边缘发硬、色紫红，有脓性分泌物，伴肛乳头肥大，创面边缘下有哨兵痔，或有皮下瘘管形成。

注解

肛乳头是肛门瓣下方的三角形、呈灰白色的乳头状突起，通常沿齿线排列。它的形状可能呈现圆锥体状或三角形。

哨兵痔是裂口下端皮肤因炎症刺激及淋巴回流受阻形成。

肛乳头肥大、哨兵痔都是陈旧性肛裂的特征。

表 3-1　肛裂按病程分类

分类	症状	病程
急性（早期）肛裂	裂口边缘整齐，色鲜红，有弹性	小于 3 个月
慢性（陈旧性）肛裂	裂口呈缺口样，色淡白，增厚纤维化	大于 3 个月

急性（早期）肛裂的疼痛部位局限在肛门部，便后立即缓解；慢性（陈旧性）肛裂引起的疼痛可放射至臀部，呈现周期性发作，还会表现出"肛裂三联征"（见图3-2），即肛

管裂口、前哨痔、肛乳头肥大。"肛裂四联征",即"肛裂三联征",再加上皮下瘘。

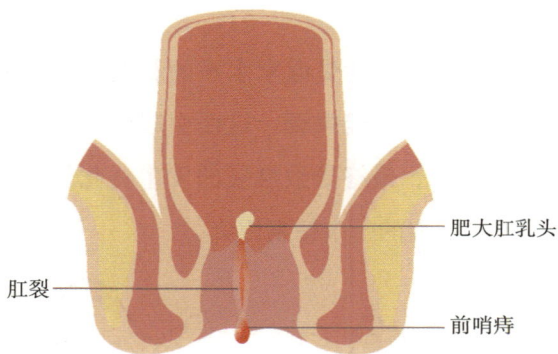

肥大肛乳头

肛裂

前哨痔

图 3-2 肛裂三联征

⑤ 女性比男性更容易患肛裂吗?

女性肛裂的发病率高于男性,原因有以下 4 个方面。

(1)解剖学特征:女性会阴部肌肉相对比较薄弱,大便干结时,易在 6 点及 12 点方位发生肛门裂伤。见图 3-3。

(2)卫生习惯:研究显示,女性在个人卫生方面表现出更高的关注度。在使用卫生纸的过程中,她们倾向于过度擦拭,或采用具有刺激性的清洗液对肛周进行清洁,这种做法可能会对肛周皮肤造成刺激,从而增加肛裂发生的风险。

(3)饮食习惯:部分女性往往更注重个人身材,频繁采取节食措施，导致膳食纤维摄入不足，饮食结构偏向精细化，进而影响肠道蠕动功能，导致便秘，增加排便困难度，从而更易诱发肛裂。

（4）其他因素：女性受激素水平的影响，常出现胃肠道功能紊乱或自主神经功能失调，进而引起肛门括约肌紧张和肛门黏膜血流减少，最终导致肛裂的发生。此外，性行为中的暴力行为亦是肛裂的一个诱发因素。

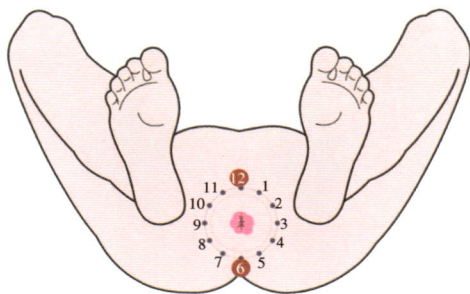

图 3-3　肛裂常见发病点位

在女性的月经期与生育期，肛裂的发生率显著上升。

月经期由于失血导致血液容量减少，进而引起大便干结，女性在排便时往往用力过猛，从而增加了肛裂的风险。

妊娠期尤其是妊娠晚期，子宫体积的增大对直肠产生压迫，导致腹压升高和会阴部充血。分娩过程中，由于用力不当，可能会损伤会阴部肌肉，进而导致排便时肛管撕裂，引发肛裂。

⑥ 早期肛裂需要注意什么事项？

早期肛裂的注意事项见表 3-2。

表 3-2　早期肛裂注意事项

事项	宜	忌
饮食	瓜果蔬菜，膳食纤维	辛辣刺激、油炸、烧烤
活动	适度锻炼，提肛运动	久坐、久立、久行
排便	定期排便，5 分钟以内	久蹲努挣、10 分钟以上

⑦ 肛裂不及时治疗是否有危害？

如果急性肛裂得不到及时有效的治疗，反复发作后会出现裂口、哨兵痔、肛乳头肥大、皮下瘘、肛窦炎、肛乳头炎等病理改变，形成慢性肛裂，使肛裂久治难愈。当细菌从裂口进入人体，会引起感染，进而形成肛周脓肿（肛周的红肿、疼痛等），还会伴随全身症状。

⑧ 医生主要通过哪些方式检查肛裂？

肛裂的检查方式见表 3-3。

表 3-3　肛裂的检查方式

	具体操作	临床表现	临床意义
看	在患者放松的情况下，医生会戴手套并涂抹润滑剂，轻轻把肛门牵开可见，观察肛门的前后正中位置	病程短；创面浅且颜色鲜红；边缘整齐，有弹性	急性肛裂
		病程长；肛裂三联征；裂口内为白色，深达内括约肌表面的筋膜组织	慢性肛裂
摸	轻轻将手指伸入肛管，检查肛管内是否有压痛、狭窄，以及裂口的深度、质地（是否僵硬）	肛管裂口	急性肛裂
		肛管狭窄	慢性肛裂、克罗恩病、肿瘤等
		肛乳头肥大、肿物、息肉等其他病变	肛乳头肥大、肿瘤、直肠息肉等

在肛裂检查过程中，应避免使用肛门镜。该项检查过程常伴随疼痛感，在检查过程中动作要轻、缓、柔，当疼痛强度较高时，需要在局部麻醉条件下进行。

⑨　肛裂和肛门皲裂"傻傻分不清"？

肛裂和肛门皲裂的区别及治疗方案见表 3-4。

表 3-4 肛裂和肛门皲裂的区别

疾病	病位	特点	治疗方案
肛裂	裂口常深达内括约肌	便后疼痛、滴血，皮肤全层裂开，或有肛裂三联征	用药涂到肛门里面的裂口处或手术治疗
肛门皲裂	裂口仅涉及肛周皮肤	疼痛区域较浅，皮肤干燥，多伴肛周皮肤痛	保湿及局部用药，涂在肛周皮肤的表面

总之，肛门皲裂比肛裂位置更浅，用婴儿的护臀霜、凡士林乳膏等保持皮肤湿润即可改善症状。

第二节　治疗及术后调护

一、保守治疗

① 肛裂是否能够自愈？

一般不能自愈。早期肛裂通过用药治疗可愈合，陈旧性肛裂一般需要通过手术治疗。

② 肛裂如何保守治疗？

建议采取富含多纤维的饮食结构或摄入纤维补充剂，降低因坚硬或体积较大的粪便而导致的肛门损伤风险。可使用具有润滑直肠下段和软化粪便作用的甘油栓剂，促进创面愈合。此外，在每次排便后，可对肛门区域施用局部麻醉药物（例如苯佐卡因或利多卡因）或进行中药、温水坐浴，持续 10 ~ 15 分钟，缓解不适感，促进局部血液循环，从而加速愈合过程。

二、手术治疗

① 肛裂手术是把裂口缝上吗？

不是把裂口缝上。

在临床上，医生会切除肛裂区域及其周围的瘢痕组织和病变组织，有时还会进行内括约肌的部分切断术，降低括约肌的张力，预防肌肉痉挛，从而促进裂口愈合。这种手术方式可以让创面从基底部逐渐向上生长，达到治愈的目的。

虽然部分肛裂手术方式如纵切横缝术，会有缝合这个过程，但这并不是将原始的裂口直接缝上，而是在切除病变组织后，利用特定的缝合技术降低张力并加速愈合。此外，这种缝合技术的使用也需依据患者的具体状况和医生的临床判断来确定是否适宜。

② 肛裂在什么情况下需要做手术？

急性肛裂经过反复保守治疗，效果不佳或无效的可采用手术治疗。

陈旧性肛裂建议尽早手术治疗。因为药物的治疗作用非常有限，若不及时手术，易形成潜在瘘管、肛乳头肥大、前哨痔等，让病情复杂化，给患者增加痛苦。

③ 肛裂手术主要分为几种？

肛裂手术主要分为以下 5 种，具体见表 3-5。

表 3-5　肛裂的手术方式

手术方式	适应证	优点	缺点
肛管扩张术	适用于急、慢性肛裂不伴有肛乳头肥大或"前哨痔"	不开刀	易复发

（续表）

手术方式	适应证	优点	缺点
肛裂切除术	适用于Ⅲ期肛裂伴有裂痔、裂瘘、肛乳头肥大等病理性改变	创伤小	易复发
内括约肌切断术	适用于Ⅱ期肛裂保守治疗无效及Ⅲ期肛裂患者	治愈率高	不同程度影响肛门功能
纵切横缝术	适用于Ⅱ期肛裂保守治疗无效及Ⅲ期肛裂无并发肛瘘患者	治愈率较高，复发率较低	术后排便疼痛明显
皮瓣修复术	适用于顽固性肛裂、肛管高度狭窄、肛管皮肤有较大缺损及肛裂合并肛管明显狭窄者	痛感轻，治愈快，复发少，并发症也较少	肛门可能会失禁

④ 肛裂术前要做哪些检查？

（1）抽血检查：包括血常规、传染病4项检查、凝血功能检查等，可以及时了解体内是否出现贫血、感染、携带传染病病毒，以及身体的健康状况，明确是否符合手术指征，其中通过凝血功能检查能够及时了解患者的凝血功能是否出现异常。

（2）其他相关检查：心电图、胸部X线片、超声检查等。

⑤ 肛裂术前需要空腹吗？

全身麻醉、椎管内麻醉需要空腹。若是局部麻醉，术前不需要空腹。

术前禁食的主要目的是清空胃内容物，预防麻醉期间可能出现的胃内容物反流和误吸现象。误吸是指胃内容物逆流至食管、口腔，并进一步进入气管及肺部，导致感染、肺损伤等严重并发症。在极端情况下，误吸可能引起气道阻塞，导致窒息甚至死亡。

若手术安排在早晨进行，则患者应从前一日晚上开始禁食；若手术定于下午进行，则患者需从当天早晨7时起开始禁食。

⑥ 肛裂术前需要准备什么个人物品？

洗漱用品、宽松衣物、护理垫、坐浴盆等。

⑦ 肛裂手术较为常用的麻醉方式有哪些？

手术常用的麻醉方式在第一章第二节。

8 肛裂手术会破坏括约肌功能吗？

不会破坏括约肌功能。

在肛裂手术中，仅需切开末端肥大痉挛的内括约肌和外括约肌皮部的极小部分，0.5 ～ 1 厘米，此类手术操作可能暂时性地影响括约肌张力，但术后通过代偿机制，功能可以恢复。该过程的具体情况与手术方法、术后恢复等多种因素密切相关。

（1）手术操作：肛裂手术，如内括约肌纤维部分切断术、切开术等，需要切断肛门括约肌。切除部分或全部内括约肌，并不会导致排便失禁。

（2）术后恢复：手术后，创面的愈合过程也会影响括约肌的功能。如果创面愈合不良或形成瘢痕，可能会对括约肌的收缩和舒张功能造成一定影响。

9 肛裂手术过程中会有疼痛感吗？

手术过程中不会有疼痛感。

肛裂手术通常会在麻醉下进行，麻醉能够有效地阻断手术区域的痛觉神经传导，使患者在手术过程中不会感到疼痛。

⑩ 肛裂手术一般持续多长时间？

肛裂手术一般持续 10 ～ 30 分钟。但是在手术之前，需要由麻醉医师进行麻醉评估与准备，因此整个手术流程大约需要 1 小时。手术时长受多种因素影响，包括肛裂的范围、深度、患者的体质，以及手术方法等，因此手术时间存在差异。

肛裂的严重程度是影响手术时长的关键因素之一。较轻的肛裂手术过程相对简化，手术时间亦较短。反之，若肛裂较为严重或伴有其他并发症（例如痔疮、肛门狭窄等），手术过程可能更为复杂，手术时间也相应延长。

⑪ 术后多长时间可以出院？

通常情况下，肛裂手术后患者可以在 1 周内出院。

对于病情较轻的患者，局部麻醉即可解决问题，手术造成的创伤相对较小，恢复期较短，患者甚至可以在手术当天出院。然而，对于病情较为严重的患者，若采用椎管内麻醉或全身麻醉手术方式，手术创伤较大，恢复期可能会延长，大多数患者可能需要 2 ～ 3 天的时间才能出院。

患者的体质状况是影响出院时间的关键因素之一。体质强健的患者可能恢复得更快，从而更早出院。不同的手术方式对身体造成的创伤程度不同，这也会影响患者的出院时间。

三、术后当天

①　术后多长时间能下床活动？

不同的手术方式对术后患者下床活动时间的影响各异。

（1）局部麻醉：在局部麻醉条件下进行肛裂手术后，医护人员需对患者的身体状况进行评估，包括头晕、恶心、心慌、乏力、疼痛等不良反应。若无明显不适，患者可在座位上休息约 15 分钟后开始自主活动。

（2）椎管内麻醉、全身麻醉：术后患者需保持完全卧床状态 4 ～ 6 小时。在此期间，患者骨突部位可能因长时间受压而出现不适，建议家属适时协助患者翻身，预防受压部位皮肤出现红肿或溃破。当麻醉药物效果消退后，患者可坐于床边进行轻度身体舒展，避免长时间卧床引起下肢水肿等并发症。

②　术后下床活动有哪些注意事项？

术后初期，患者应以卧床休息为主要恢复方式，适度进行下床活动，确保活动量不会导致自身疲劳，防止创面裂开及出血。术后第 3 天起，可逐步延长活动时间，但需注意活动时间不宜过长。术后第 7 天，患者可恢复日常活动，但应避免剧烈运动，并注意不要长时间保持坐姿，以免影响创面愈合。

3 术后多长时间可以"吃喝拉撒睡"？

（1）"吃"：手术结束返回病房后，一般需要等待 4 ～ 6 小时，待麻醉作用逐渐消退，可以逐步摄入流质食物。

（2）"喝"：术后 4 ～ 6 小时应增加饮水量，保持体内水分充足，促进新陈代谢和麻醉药物排出。

（3）"拉"：术后首次排便时间因个体差异而异。一般在术后 24 小时内避免排便。一是患者术前进行了清洁灌肠，肠道内此时并没有生成大便；二是术后肛门处存在新鲜创口，过早排便容易导致切口污染、出血等不良后果。大多数患者会在术后 24 小时至第 2 天进行首次排便。此时，创面已经初步稳定，但仍需注意排便时的力度和时间，避免对创面造成过大压力。如果术后第 3 天仍未排大便，通常会建议通便灌肠。

（4）"撒"：麻醉作用消退后，部分患者可能会有尿意或便意，这是正常生理现象。确要排尿者可以下床进行；对排尿不畅者，可以采取热毛巾湿敷小腹部 20 ～ 30 分钟，或在卫生间打开自来水开关，利用流水声进行声音诱导排尿。

（5）"睡"：术后必须平卧4～6小时，尽量避免屈腿侧卧位，但长时间平卧后可以适当调整体位，以减轻姿势不适。对于椎管内麻醉患者，必须去枕平卧6小时后再枕枕头。

术后应重视休息，确保充足的睡眠，以利于身体恢复。休息时，应选择舒适的体位，避免压迫创面。

④ 术后小腹胀满，排不出小便怎么办？

术后患者出现小腹胀满且伴有排尿困难的现象，在医学上被定义为"急性尿潴留"（见图3-4），由多种原因引起，可能包括麻醉药物的残留效应、体位的限制性因素、尿道黏膜的水肿等。针对此类症状，临床实践中可采取热敷、按摩及导尿等方法进行缓解。

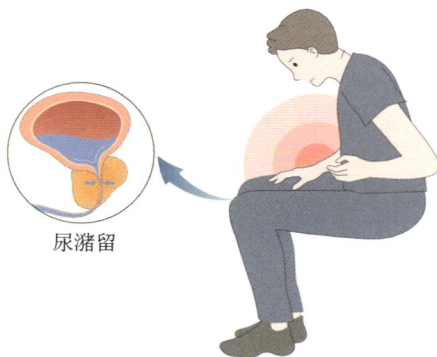

尿潴留

图3-4 术后尿潴留

（1）热敷疗法：通过将热毛巾或热水袋置于下腹部膀胱区域或会阴部，松弛膀胱与尿道括约肌，进而促进尿液的排出，但是在实施过程中，注意避免温度过高，以免造成烫伤。

（2）按摩疗法：患者可自行或由家属协助，运用双手的大鱼际区域（即手掌正面，拇指根部至掌根的明显突起部位，见图3-5）对下腹部进行轻柔按摩。按摩时应按顺时针和逆时针方向各进行100次，促进尿液的排出。见图3-6。

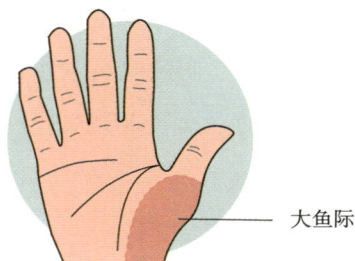

大鱼际

图3-5 大鱼际位置

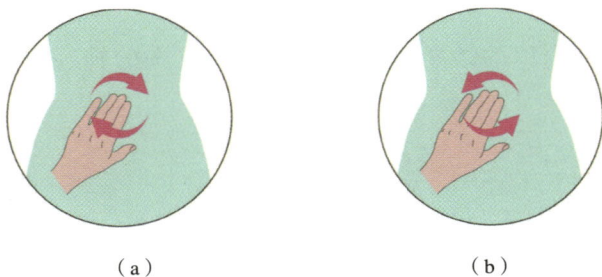

（a）　　　　　　　　　　（b）

（a）为顺时针方向推拿　　　（b）为逆时针方向推拿

图3-6 中医摩腹推拿

（3）导尿：在物理方法未能奏效，且膀胱内积聚大量尿液的情况下，应立即告知医护人员并实施导尿，排出多余液体，缓解腹部胀满症状。

（4）针刺疗法：术后尿潴留的针刺治疗，核心在于调节膀胱的气化功能，通过结合局部与远端穴位的刺激，促进排尿功能的恢复。具体而言，核心穴位的选择如下。

1）局部穴位：中极、关元、八髎、秩边等，直接作用于膀胱，可增强收缩力，调节盆底肌功能。

2）远端穴位：三阴交、阴陵泉可利水渗湿，促进代谢。足三里、阳陵泉可调和气血，辅助膀胱气化。

⑤ 术后肛门有坠胀感正常吗？

正常。

肛门内填的纱条可能会刺激肛门周围的神经，产生坠胀感。

⑥ 术后当天纱布上出现暗红色血迹怎么办？

手术当天通常不会进行换药。因为手术后的创面需要一定的时间来止血和稳定。

术后当天，纱布上有暗红色血迹通常是术后的正常现象，不必过于惊慌。但是如果术后当天创面有鲜血流出且量较多，应及时通知医护人员处理。

7 术后害怕排便疼痛，可以只喝稀粥、牛奶吗？

不建议只喝稀粥、牛奶。

术后应保持正常的饮食习惯，确保营养均衡，促进创面愈合。

术后第 1 天，建议以流质饮食为主，如米汤、牛奶等，此类食物易于消化，不会对肠道造成太大负担。应避免摄入坚硬、不易消化的食物，防止排便时刺激创面，导致出血或疼痛加剧。

术后第 2 天及以后：可以逐渐恢复至正常饮食，但应优先选择清淡、易消化、营养丰富的食物。增加蔬菜、水果等富含膳食纤维的食物摄入，有助于软化大便，减少排便过程对创面的刺激和疼痛。

8 哪些卧床姿势有利于术后恢复？

对肛裂恢复具有促进作用的体位主要包括仰卧位、侧卧位及俯卧位。

（1）仰卧位：患者在臀部下方垫上软垫或枕头，保持臀部的适当高度。该体位有助于缓解创面张力，促进创面愈合。见图 3-7。

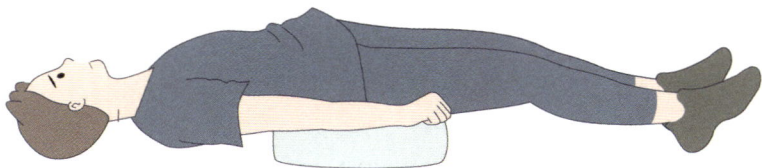

图 3-7　术后仰卧位

（2）侧卧位：患者采用左右侧卧位可减轻对肛裂创面的直接压迫，有助于减轻疼痛和降低出血风险。此外，该体位还有利于肛裂创面的引流，促进局部血液循环，从而加速创面愈合进程。患者可选择一侧倾斜身体，并利用枕头支撑以维持舒适状态。见图 3-8。

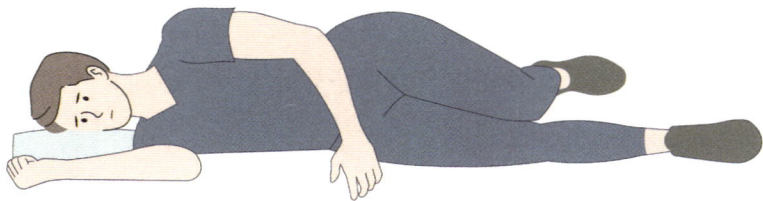

图 3-8　术后侧卧位

（3）俯卧位：患者采用俯卧位可有效避免粪便对肛门区域的刺激，从而减轻肛门疼痛。此外，该体位有助于改善局部血液循环，促进肉芽组织生长及创面愈合。患者应保持下肢屈曲、前胸紧贴床面的姿势，确保身体处于放松状态。见图 3-9。

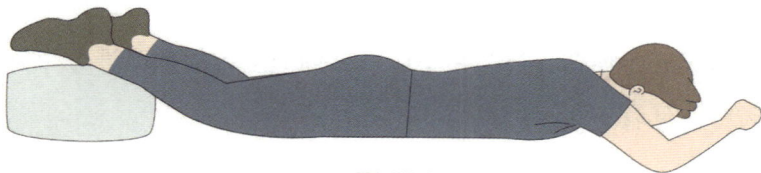

图 3-9 术后俯卧位

不论哪种体位，患者都应避免因持续长时间保持同一姿势而引发的局部肌肉疲劳，可以在医护人员或家属的协助下，适时进行体位调整。

四、术后 1 周内

① 术后会发热吗？

不会发热。

因为肛裂手术本身是一种微创手术，对身体的整体影响较小。若患者出现发热状况，则需考虑感染等潜在风险因素。

② 术后多长时间进行第一次换药，换药频率多少？便后需要换药吗？

一般情况下，肛裂术后当天无需换药，手术后的第 1 或第 2 天开始换药，换药频率应根据创面愈合的状况进行相应调整。见表 3-6。

表 3-6　术后建议换药频率

时间	换药频率
术后 1 周内	1 ～ 2 天 / 次
术后 1 ～ 2 周	2 ～ 3 天 / 次

排便之后需要换药。排便过程可能会对创面产生刺激及污染，及时换药有助于维持创面的清洁与干燥，从而促进创面的愈合。

③ 术后创面需要填塞纱条吗？

肛裂手术通常涉及局部切除或扩肛术，不会造成大量出血或需要特殊的止血措施，因此，术后通常不需要填塞纱条。

针对复杂肛裂患者，手术创面可能较大或较深，术后可能需要使用纱布或纱条进行填塞处理。

④ 术后创面填塞纱条的目的是什么？

（1）压迫止血：纱条可以压迫手术创面，有效防止出血进一步扩散。

（2）引流作用：纱条有助于引导创面渗出液及其他分泌物排出，保持局部环境相对清洁，从而降低感染风险。

（3）创面保护：纱条能够填充创口，防止创口过早闭合形成无效腔；促进创口从基底向表层逐步愈合，降低假性愈合的发生率。此外，纱条在一定程度上可隔离创面与外界环境，减少粪便等污染物对创面的刺激和污染。

⑤ 术后偶有排便带血正常吗？

正常。

由于肛裂手术的切口多为开放性，切口创面直接暴露于外，在排便过程中，肛门的扩张与牵拉作用会对切口产生影响，导致出血。另外，粪便在排出过程中也可能对切口创面产生摩擦，进而诱发出血。这类出血通常程度较轻，排便结束后出血可自行停止，因此一般无需采取特殊处理措施。

如果患者在排便时出血量非常大，或者便后持续性出血，这可能是切口内的血管破裂所导致，需要引起警惕，并及时就医。在这种情况下，建议采取局部压迫止血或者手术缝扎止血等措施，控制出血症状。

6 术后需要扩肛吗？

对于部分接受肛裂手术的患者而言，扩肛是必要的治疗手段。特别是大便变细、排便困难的患者，需定期进行肛门扩张治疗，缓解症状。

扩肛是通过手指或使用器械对肛门进行扩张，放松肛门括约肌，进而改善和预防肛门狭窄。通常情况下，扩肛会在术后第 7 天进行，此时创面已基本愈合，但尚未达到完全稳固的状态。

建议每周进行 1 ～ 2 次肛门扩张，每次持续时间为 3 ～ 5分钟。一般使用肛门扩张器进行扩肛，见图 3–10。

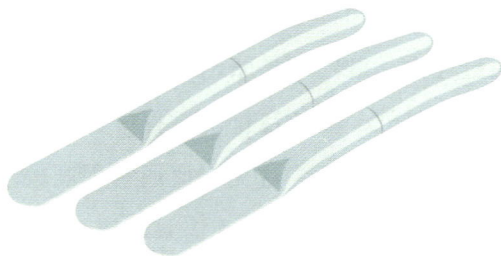

图 3–10　肛门扩张器

7 术后有分泌物是正常现象吗？

术后有分泌物是正常现象。

肛裂术后切口分泌物的出现属于临床常见现象，通常与创面愈合过程中的生理反应有关。分泌物的来源主要包括：切口处渗出的组织液；当切口组织出现坏死或感染迹象时，也会产生分泌物；肛腺分泌的肛液、少量肠液，以及粪水等可能混合排出。

8 术后有哪些中医康复方法？

（1）中药熏洗：通过选用具有清热解毒、燥湿止痒作用的中药，煎汤后进行熏洗。此方法能够有效缓解肛门疼痛、瘙痒等症状，同时促进局部血液循环，加速肛裂愈合。每次熏洗时间可根据个人情况而定，一般建议在 15 ～ 20 分钟。

（2）中药外敷：将具有活血化瘀、生肌敛疮作用的中药制成药膏或药粉，直接涂抹在肛裂处，然后用纱布覆盖固定，每日更换 1 次或根据医生指导进行。药物可直接作用于病变部位，能够迅速减轻疼痛、出血等症状，促进肛裂愈合。

（3）耳针疗法：是通过针刺或其他方法刺激耳郭穴位来防治疾病的治疗方法，耳郭穴位如大肠、直肠、肛门、皮质下、肺、神门、交感等。该法具有行气止痛等作用，主要治疗术后创面疼痛、小便不利等症状。

（4）针灸疗法：通过针刺、艾灸特定穴位，可以调和气血、疏通经络、滋阴润肠，从而达到止痛、止血、通便，以及促进愈合的目的。如术后疼痛，可取踝三针（解溪、昆仑、太溪）。

9 术后饮食有哪些建议？

（1）选择易消化、清淡食物：由于胃肠道尚未完全恢复，应避免增加其负担。

（2）避免食用刺激性食物：诸如葱、辣椒、胡椒、芥末等辛辣食品，这些可能会刺激创面，妨碍愈合。

（3）选择流质或半流质食物：流质食物如米汤、牛奶等，半流质食物如小米粥、南瓜粥、稀饭、稀面条等。

（4）增加新鲜蔬果摄入：苹果、香蕉、猕猴桃、火龙果、蓝莓等富含维生素和膳食纤维，有助于促进肠道蠕动，缓解便秘。菠菜、油菜、油麦菜、胡萝卜、芹菜、木耳等含有丰富纤维素，有助于维持大便通畅。

（5）食用富含蛋白质的食物：牛奶、瘦肉、鸡蛋等，这些食物含有丰富的优质蛋白质和多种矿物质，能够提供能量并增强免疫力。

⑩　术后应该怎样去排便？

　　肛裂术后，为促进创面愈合和预防二次损伤，排便时需要注意以下 2 点。

　　（1）规律性排便：建立规律排便习惯，有助于调节肠道功能，降低便秘发生率。

　　（2）避免过度用力：排便时过度用力容易导致创面撕裂。若排便不畅，可考虑使用开塞露等辅助性药物，但必须在医生指导下使用。

⑪　术后应该怎样进行排便后护理？

　　（1）温水清洁：每次排便后，用温水对肛门区域进行轻柔的清洁，维持局部卫生，降低感染的可能性。

　　（2）药物坐浴疗法：在医生的指导下，可应用中药制剂溶液等药物进行坐浴，促进局部血液循环，加快创面愈合进程。

⑫　术后多长时间可以洗澡？

　　手术创面的愈合情况是决定洗澡时间的主要因素。

术后当天不建议洗澡，直至创面状况良好、排便功能恢复正常，再进行淋浴，且水温控制在 38 ～ 42℃，淋浴时间限制在 10 分钟以内，以温水轻柔冲洗为宜。

⑬ 术后洗澡有哪些注意事项？

（1）沐浴方式：推荐采用淋浴而非盆浴，降低创面污染的风险。

（2）创面防护：洗澡时应避免水流直接冲击创面，建议使用防水贴或纱布对创面进行覆盖。

（3）清洁与干燥：洗澡后应使用柔软的毛巾轻柔地拍干手术部位，确保手术部位的干燥与清洁。

⑭ 术后会影响正常行走吗？

不会影响正常行走。

手术后，由于切口的存在，患者可能会感到疼痛。这种疼痛在行走时可能加剧，是因为行走时会增加局部摩擦和张力。因此，在术后短期内，患者可能需要限制行走的时间和距离，避免引起肛门周围不适感。

五、术后 2 ～ 4 周

① 术后多长时间需要复诊？

（1）初次复诊：肛裂手术后的初次复诊一般建议在术后 1 周左右进行。初次复诊的主要目的是评估手术创面的恢复情况，检查是否有感染、出血或其他并发症。医生还会根据患者的具体状况，提供后续护理及康复的指导建议。

（2）后续复诊：如果初次复诊时，显示创面愈合状况良好，无并发症，那么后续复诊的间隔时间可以适当延长。一般来说，后续复诊可以安排在术后每 2 周进行 1 次，具体时间可以根据医生的建议和患者的个人情况灵活调整。

（3）特殊情况：需要注意的是，患者在术后出现任何不适或异常情况，如剧烈疼痛、大量出血、创面感染等，应立即就医，不应局限于既定的复诊时间。

② 术后肛门偶有痉挛和针刺感正常吗？

在肛裂术后创面愈合的早期阶段，肛门偶有痉挛和针刺感属于正常生理反应，而且当创面受到刺激（如排便时的摩擦）时，可能会加重这种感觉。

肛门痉挛和针刺感持续存在或逐渐加剧，并伴随有其他症状（如剧烈疼痛、出血、分泌物增多等），则可能提示存在异常情况，如创面愈合不良、感染或肛裂复发等。此时，患者应立即就医，进行复诊和进一步检查，以便明确病因并采取适当的治疗措施。

③　术后居家能否自行换药？

肛裂术后能否在家自行换药，主要取决于患者的具体情况、医生的建议和术后恢复情况。

一般来说，肛裂术后需要定期换药，直至创面完全愈合。术后换药是以清洗为主，目的是保持创面清洁。所以，条件允许的情况下，患者可在家自行换药，但需注意以下3点。

（1）注意操作规范：换药前应确保双手清洁，并准备好所需的换药材料，无菌棉球、纱布、胶带等。换药时应轻柔地清洁创面，避免用力过猛导致创面裂开或出血。换药后应用无菌纱布或棉球覆盖创面，并用胶带固定，保持创面的清洁和干燥。

（2）注意观察创面：在换药过程中，患者应仔细观察创面愈合情况，注意是否有红肿、疼痛、渗液等异常症状。如有异常，应及时就医。

（3）注意保持卫生：勤换内裤，选择宽松、透气的内裤，避免局部受到摩擦和压迫。

④ 术后可以做家务、搬重物吗？

肛裂术后 1 周，患者可以做简单的家务活动，但应尽量避免剧烈运动。剧烈运动可能导致腹内压升高，对手术创面造成压力，可能会影响创面的正常愈合。但是随着创面的逐步愈合，患者可以根据身体状况，在医生的指导下逐渐增大活动强度。

⑤ 术后是否需要修剪肉芽组织？

一般不需要修剪肉芽组织。

肛裂术后，大部分患者的肉芽组织会正常生长，不会出现过度增生或影响创面愈合的情况。在某些特殊情况下，肉芽组织的生长可能会出现问题，这时需要进行修剪处理。这些情况包括以下 2 种。

（1）肉芽组织过度增生：如果肛裂术后肉芽组织生长过快，导致高出皮肤，甚至影响创面的愈合，那么就需要进行修剪。修剪的目的是去除多余的肉芽组织，使创面能够顺利愈合。

（2）肉芽组织生长不良：有时肉芽组织可能不是很新鲜，或者基底部比较疏松，这样的肉芽组织可能会影响创面的愈合。在这种情况下，医生也可能会选择修剪肉芽组织，促进创面的愈合。

6　术后如何自我判断是否有肛门狭窄的风险？

最简单的自我判断方式就是通过大便形态和排便情况进行判断。

（1）大便形态：肛门狭窄会导致肠道出口变窄，从而影响大便的粗细。如果肛裂术后患者发现连续几天排出的大便明显变细，甚至比小指还细，这可能是肛门狭窄的一个信号。

（2）排便情况：患者在排便时经常感到费力，需要用力挤压或用力排便才能排出少量大便，或者总感觉大便排不尽，堵在肛门口附近，这也是肛门狭窄的一个典型症状。

六、术后1～3个月

① 术后如何自行判断创面愈合良好？

（1）观察症状变化

1）疼痛减轻：肛裂术后，随着创面的愈合，肛门部位的疼痛感应该逐渐减轻直至消失。如果疼痛感持续不减或加重，可能是创面愈合不良或存在其他并发症。

2）出血停止：肛裂术后早期，由于创面未完全愈合，可能会有少量出血。但随着时间的推移，出血会逐渐停止。如果术后长时间仍有出血现象，应及时就医检查。

3）排便顺畅：肛裂术后，随着创面的愈合和肛门括约肌功能的恢复，排便会逐渐变得顺畅。如果排便时仍感到费力或疼痛，可能是创面愈合不良或肛门狭窄的表现。

（2）触诊检查：触诊检查需要由专业医生进行，但患者可以在医生的指导下或自己尝试轻轻触摸肛门周围，感受创面的情况。如果创面表面光滑、无压痛、无硬结或肿块等异常表现，表明创面愈合良好。注意，触诊时应避免用力过猛或过度刺激创面。

②　术后多长时间可以开车？

术后多长时间可以开车取决于疾病的严重程度及手术方式。同时，这个时间范围是基于患者的身体状况和病情轻重来评估的。

如果患者肛裂较轻，术后恢复顺利，那么可能在 1 周左右就能恢复到正常驾驶的状态。如果患者身体较为虚弱，或者肛裂情况比较严重，术后恢复可能会较慢，需要更长的时间，可能为 2 ～ 3 周。

患者应避免长时间驾驶，以免对创面造成压力，影响恢复。还应注意避免驾驶过程中的颠簸和突然刹车等情况，以免对创面造成不必要的伤害。

③　术后多长时间可以骑车？

一般来说，肛裂手术后需要等待至少 1 个月才能骑车。

骑车是一项相对剧烈的运动，需要用到臀部和腿部的力量，并且需要一定的平衡能力。过早骑车会对创面造成一定的牵拉和摩擦，如果创面尚未完全愈合，还可能会导致疼痛、出血甚至感染等风险。

我们建议，在骑车之前，患者应先咨询医生的意见。

④ 术后多长时间可以进行体育锻炼？

　　肛裂术后 2 周内，应避免跑步、游泳等剧烈运动，以免创面撕裂或感染，影响愈合。但是可以进行一些相对缓和的运动，如散步、慢走等，以促进胃肠蠕动，预防便秘，从而减轻排便时肛门所受到的刺激，有助于创面恢复。

　　当肛裂创面完全愈合后，可以恢复正常运动，包括跑步、游泳等。此时，适当进行提肛运动等锻炼，还可以增强肛门括约肌的舒张功能，促进局部血液循环，预防肛裂复发。

⑤ 术后多长时间可以饮酒、食海鲜和辛辣刺激食物？

　　术后至少 1 个月内不建议饮酒，因为术后 1 个月内是创面愈合的关键时期，此时饮酒可能会影响血液循环，延缓创面愈合，并增加感染的风险。对于海鲜和辛辣刺激食物的摄入时间，没有固定的标准。一般来说，患者应在术后完全恢复，且医生确认切口愈合良好后，再逐渐尝试食用这些食物。这通常需要在术后 1 个月以上，具体时间还需根据患者的个体情况和医生的建议来确定。

第三节　肛裂预防

一、在生活中如何预防肛裂？

患者应尽量改变排便习惯和饮食习惯，注意个人卫生，以及其他预防措施。

① 改善排便习惯

（1）保持大便通畅：养成每天定时排便的习惯，避免便秘和腹泻。便秘是肛裂的主要诱因之一，因此保持大便通畅至关重要。当发现大便燥结时，切忌用力排便，可使用温盐水灌肠或开塞露等辅助手段润肠通便。而腹泻则会增加肛裂感染风险。

（2）控制排便时间：避免长时间蹲坐厕所，如厕时间以不超过 5 分钟为宜，减少腹压对肛门的压力。

② 调整饮食习惯

（1）增加膳食纤维摄入量：建议多食用富含纤维素的食物，如新鲜蔬菜、水果及全谷类食品，这些食物有助于软化粪便，降低排便过程中对肛门的刺激。

（2）避免摄入辛辣刺激性食物：减少辛辣、油腻、刺激性食物的摄入，如辣椒、胡椒、芥末、油炸食品等，这些食物可能加重肛门负担，引发肛裂。

（3）增加水分摄入：保持充足的水分摄入，有助于软化大便，预防便秘。

③ 注意个人卫生

便后应及时清洁肛门，避免残留物刺激肛门皮肤。

④ 其他预防措施

（1）避免久坐久站：避免长时间维持同一姿势，防止盆腔血液循环缓慢，影响肛门区域的健康。建议适当进行活动，促进血液循环。

（2）及时治疗相关疾病：对可能诱发肛裂的疾病，如肛隐窝炎、溃疡性结肠炎等，应及时采取治疗措施，防止感染扩散至肛门区域。

（3）心理调节：保持心情愉悦，避免精神过度紧张、焦虑，不良的心理状态可能引起肛门内括约肌反射性过度收缩，诱发肛裂。

二、儿童也可能肛裂，家长一定要注意这几点

儿童也可能发生肛裂。肛裂不仅会给儿童带来身体上的痛苦，还可能影响其心理健康和正常生活。

① 培养良好的排便习惯

（1）定时排便：家长应培养儿童每天定时排便的习惯，可以选择在饭后半小时左右或儿童较为放松的时间段进行，避免在紧张或匆忙时排便。

（2）耐心引导：家长应积极引导儿童排便，不要强迫或催促，以免增加儿童的紧张感和心理压力。

（3）观察排便情况：家长应注意观察儿童的排便情况，包括排便次数、粪便性状等，以便及时发现并处理便秘等问题。

② 合理饮食，预防便秘

（1）科学喂养：儿童的膳食应当结合其生理特性，满足其生长发育需求。膳食结构的合理性至关重要，既要摄入充足的蛋白质（如乳制品、鸡蛋、瘦肉、鱼类等），也要摄入适当比例的碳水化合物（如谷物、蔬菜等），还要适当增加粗粮、蔬菜和水果等富含食物纤维的食物摄入，促进肠道蠕动，预防便秘。

（2）充足水分摄入：建议儿童增加饮水量，维持体内水分平衡，软化大便，降低排便过程中对肛门的刺激。

（3）避免辛辣刺激性食物：应减少辛辣、油腻及刺激性食物的摄入，减轻肠道负担，避免对排便功能产生不良影响。

③ 注意个人卫生

（1）保持肛门清洁：家长应教育儿童便后及时清洁肛门，避免残留物刺激肛门皮肤。

（2）内裤选择：要为儿童选择柔软、透气、吸湿性好的内裤，减少对肛门皮肤的摩擦和刺激。

④ 加强体育锻炼

鼓励儿童进行适当的体育锻炼和户外活动，如跑步、跳绳、游泳等，促进肠道蠕动，预防便秘。

⑤ 及时处理便秘和腹泻

（1）便秘处理：一旦发现儿童便秘，家长应及时采取措施进行处理，如增加膳食纤维摄入、多喝水、适当运动等。必要时可在医生指导下使用开塞露等辅助手段润肠通便。

（2）腹泻处理：儿童腹泻也可能导致肛裂。因此，家长应注意观察儿童的排便情况，一旦发现腹泻应及时就医，并采取措施保护肛门皮肤免受刺激。

⑥ 关注儿童心理健康

肛裂可能给儿童带来身体上的痛苦和心理上的压力。因此，家长应关注儿童的心理健康状况，及时给予关爱和支持，帮助儿童缓解紧张、焦虑等不良情绪。

第四章

肛肠呵护指南

　　肛肠作为消化系统的末端出口，具有传导糟粕、代谢津液的作用。然而，久坐不动、嗜食辛辣、排便不规律等不良习惯，正悄悄侵蚀着这片"隐秘地带"的健康，引起疼痛、坠胀、出血、排便不畅等不适。本章节专为呵护肛肠健康而作，从日常预防到问题应对，指明饮食调理的关键、运动护肛的技巧、排便习惯的误区，针对常见肛肠问题提供科学建议。愿这些实用知识能帮你避开健康雷区，让肛肠回归轻松状态，远离不适困扰。

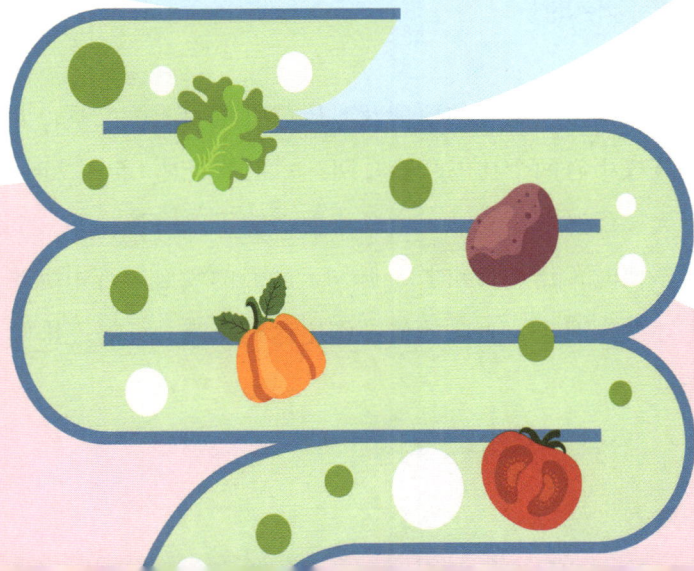

第一节　了解肛肠

一、中医如何讲肛肠

《医宗必读》云："大肠者，六腑之一，传道之官，变化出焉，以通为用，以降为顺。"中医学认为大肠的功能主要为排泄糟粕。也就是说肛肠是人体排泄浊物的重要通道。在正常生理状态下，成人排便的规律主要受到大肠传导功能的变化和肛门正常启闭的影响，肛门的舒缩、启闭活动根据生理需求而呈现规律性，从而实现对排便过程的调节与控制。

① 排便时辰

根据子午流注的原理及时辰与脏腑的配伍关系，大肠在一昼夜中有两个功能旺盛时期：一个是卯时（5～7时），由于大肠经脉气血充盈，大肠排便功能得以增强；另一个是申时至酉时（15～19时），肺与大肠经的气血运行相协调。在上述两个时段，大肠的传导作用达到峰值，可促进排便。见图 4-1。

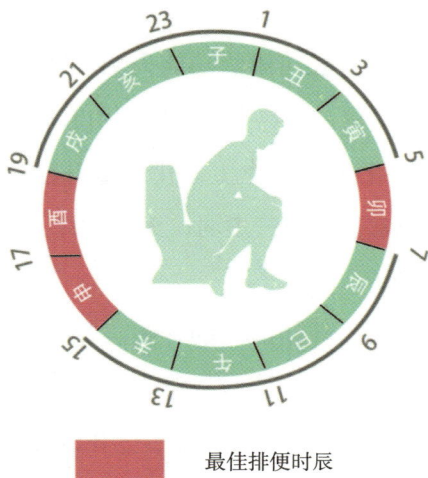

最佳排便时辰

图 4-1　最佳排便时辰

② 五脏与大肠的关系

《素问·五脏别论》云："魄门亦为五脏使，水谷不得久藏。"这里说的"魄门"也就是肛门。人体脏腑之间在功能上既有明确分工，又有密切联系，既能相互促进，又能相互制约。见图 4-2。

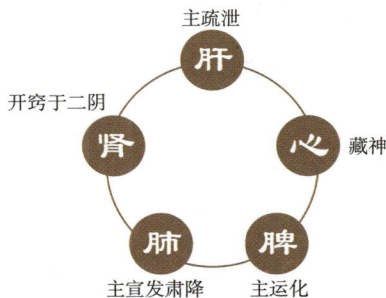

图 4-2　大肠功能与五脏的关系

肺与大肠互为表里，肺气充盈则大肠传导功能顺畅。反之，若肺气虚弱，宣发与肃降功能失调，则大肠传导功能紊乱，可导致气虚便秘，肺热下迫大肠则引起脱肛。

脾为气血生化之源，脾主运化，主升清。脾气充足时，肛门闭合功能正常。若脾气虚弱，无力支撑，则可导致脱垂、泄泻、便血等病证。

肾开窍于二阴，控制肛门的开闭。肾中精气充足，气化功能正常，则肛门开闭得当。肾阳不足，不能温煦下焦，可导致五更泻；肾阴亏损则肠液干涸，易出现便秘；肾失封藏，肛门控制力减弱，可导致长期腹泻或滑脱。

肝主疏泄，肝气不畅，气机阻塞，则肛门开闭失常，大便调节失序。

心藏神，肛门亦受心神调控。心为五脏六腑之主宰，心神正常则肛门开闭有序，排便规律；心神失常，则肛门开闭无序，导致肛门功能紊乱。

二、大肠的组成

大肠由盲肠（包括阑尾）、结肠（包括升结肠、横结肠、降结肠、乙状结肠）及直肠构成，其总长度为 1.2～2 米，平均长度约为 1.5 米。在临床实践中，通常将横结肠中部至直肠区域定义为左半结肠，而横结肠中部至盲肠区域则被定义为右半结肠。结肠壁的结构从肠腔内向外依次为黏膜层、黏膜下层、固有肌层，以及外膜层（浆膜或纤维膜）。见图4-3。

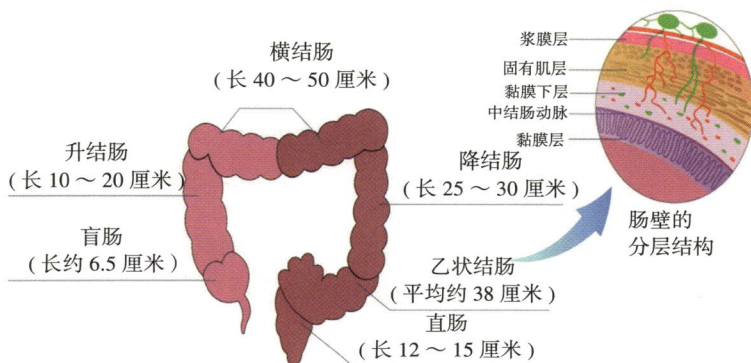

图4-3　大肠的构造

三、大肠如何运输大便？

① 大肠运动

大肠通过反复吸收食糜中的水分和电解质，分泌碱性黏液，进而形成、储存及运输粪便。粪便在大肠中的运输方式有混合运动、分节推动和蠕动3种。见图4-4。

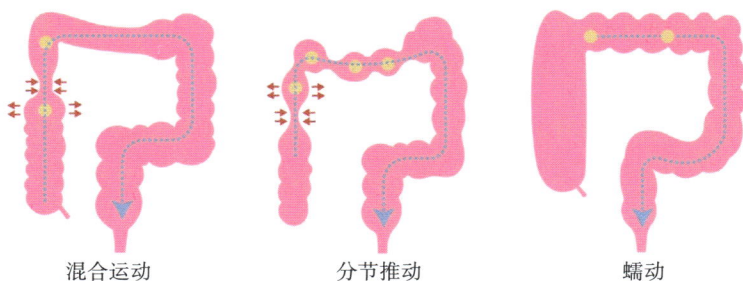

混合运动   分节推动   蠕动

图 4-4　大肠运动

混合运动也称为大肠的袋状往返运动。大肠中某段结肠的持续收缩，甚至闭塞、放松，随后相邻结肠也进行相似的收缩和放松动作，此过程反复进行，以促进食糜的充分混合，以及肠黏膜对水分和电解质的吸收。

分节推动是指一段结肠的收缩，将肠内容物推送到相邻结肠段的运动。

蠕动则是稳定向前的收缩波，刺激结肠肌肉的收缩与舒张，从而产生大肠的蠕动，推动肠内容物向前移动。蠕动分为短距离蠕动（速度约为 5 厘米 / 小时）和集团运动（表现为快速、长距离的推进），集团运动在餐后尤为常见，尤其是早餐后，其发生频率为每天 1 ～ 3 次。

② **排便反射**

粪便主要储存于乙状结肠内。当粪便进入直肠时，会刺激直肠壁并引发神经信号传导至大脑，从而产生便意和排便反射。此时，降结肠、乙状结肠和直肠发生收缩，而肛门括约肌则舒张，使粪便排出体外。大脑对排便过程具有调节作用，能够增强或抑制排便反射。若长期抑制排便反射，可能导致直肠感受器的敏感性下降，进而引发便秘。

四、简析肛门

① **肛管解剖**

解剖学上的肛管指从齿线以下延伸至肛门边缘的肠管部分。而外科学中的肛管则是指从直肠柱的上端至肛门边缘的肠管部分。在外科学肛管的齿线区域，分布有直肠柱、肛瓣、肛隐窝及肛腺等结构。见图4-5。

（1）直肠柱：又称肛柱，为6～10个肠腔内壁的垂直黏膜皱襞，长度1～2厘米，宽度0.3～0.6厘米，直肠柱上端的连线即构成肛直线。

（2）肛瓣：为相邻直肠柱下端连接的半月形黏膜皱襞，数量

6～12个，位于肛管内面，沿肛瓣根部存在一齿状环形线，即齿线，由于其在黏膜与皮肤的移行过渡边界，也叫作黏膜皮线。

（3）肛隐窝：也就是我们所说的肛窦，是直肠柱下端与肛瓣间呈漏斗状的微小憩室，通常存在6～8个，深度介于0.3厘米至0.5厘米之间，其漏斗底端为肛腺开口。该结构容易受炎症刺激，导致肛窦炎的发生，而肛窦炎也是肛周疾病的潜在诱因。

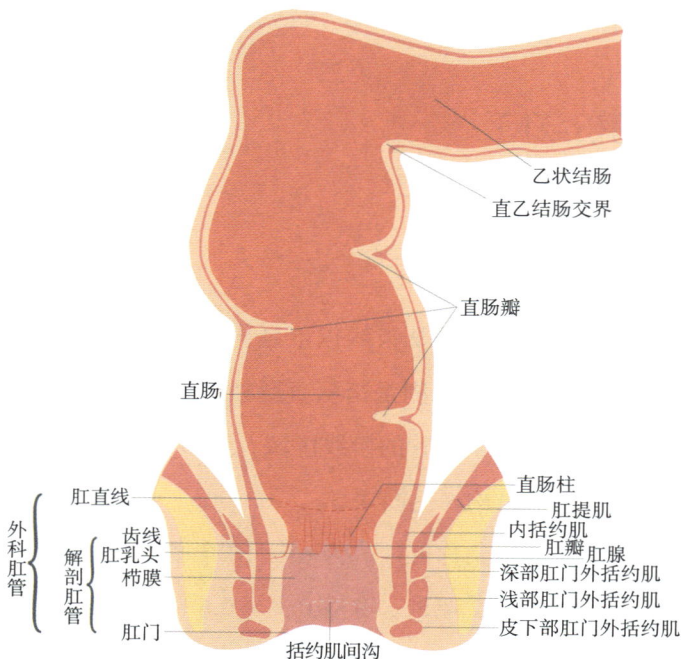

图 4-5 肛管直肠解剖图

（4）肛腺：又称肛门导管，正常仅有 4 ～ 8 个，最多可达 16 个。一个肛隐窝可能与一个肛腺相连，也可能与 2 ～ 4 个肛腺相连，或完全不与肛腺相连。

（5）肛乳头：是沿齿线排列的三角形上皮突起，数量为 2 ～ 6 个，高度为 0.1 ～ 0.3 厘米，根部呈红色，顶端呈灰白色。并非所有人都具有肛乳头组织，其可能为先天性存在，也可能由后天炎症刺激产生。肛乳头可能发展至锥形脱出，形成瘤状结构。

（6）括约肌间沟：又称为肛门白线，是内括约肌下缘与肛门外括约肌的交界处，一般能摸到不能看到，通过手抵肛管后外侧内壁向下可触摸到该结构。

（7）栉膜：位于齿线与括约肌间沟之间，为肛管上皮，是皮肤与黏膜的过渡区域，同时也是肛管最狭窄的部位。该区域易发生肛门狭窄、肛裂，以及低位肛瘘等病变。

② 肛门直肠周围的重要肌肉

肛门直肠周围肌肉主要包括肛提肌、肛门内外括约肌、联合纵肌和肛门直肠环等。

（1）肛提肌：由耻骨直肠肌、耻骨尾骨肌、髂骨尾骨肌组成。

（2）肛门括约肌：分为内外两部分。内括约肌下缘距离肛门约 0.9 厘米，高度为 1.7～3.5 厘米，厚度为 0.15～0.8 厘米。外括约肌的皮下部分高度为 0.3～0.7 厘米；浅部高度为 0.8～1.5 厘米，厚度为 0.5～1.5 厘米；深部高度为 0.4～1.0 厘米，厚度为 0.5～1.0 厘米。

（3）联合纵肌：是直肠纵肌、肛提肌、耻骨直肠肌，以及筋膜在内外括约肌之间形成的环绕肛管的桶状肌肉结构。

（4）肛管直肠环：由耻骨直肠肌环绕直肠会阴区形成的"U"形袢结构，与内外括约肌的深浅部共同环绕联合纵肌和内括约肌构成（见图 4-6）。而且肛管直肠环对于肛瘘的诊断和手术方案的选择等有重要意义。如果完全切断此环，会引起肛门失禁；如保留此环，就算切断全部括约肌，肛门也有控制大便的功能。

（5）肛管直肠角：耻骨直肠肌的"U"形袢对肛管直肠交界处向前方牵引形成肛管直肠角（见图 4-7），该角度通常为 80°～110°，且受体位影响而有所变化。坐姿时肛管直肠角为 80°～90°，蹲姿时则为 100°～110°。在排便过程中，随着耻骨直肠肌的松弛，肛管直肠角可增大至约136°；而在耻骨直肠肌收缩时，该角度可减小至约 90°，从而起到阻止粪便下行和控制排便的作用。

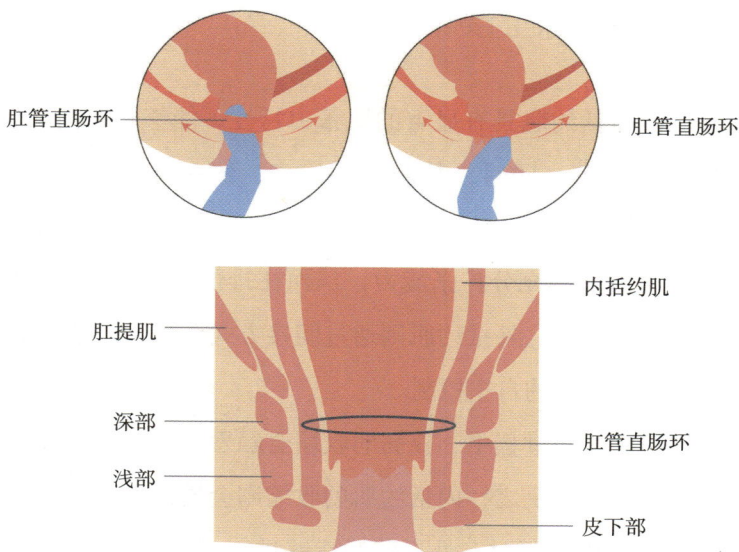

图 4-6　肛管直肠环触诊

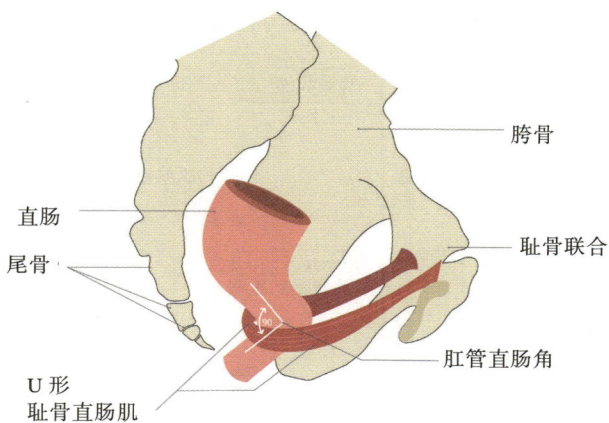

图 4-7　肛管直肠角的形成

③ 肛门与排便的关系

肛门内括约肌具有显著的肌张力特性，能够长时间持续收缩而不疲劳。同时，其静息压较高，约占肛管总压力的80%。此外，内括约肌还表现出反射性的松弛反应，确保排便过程中所需的充分扩张能力，从而在排便控制中发挥主导作用。相对而言，外括约肌则通过间接方式作用于内括约肌，实现对肛门排便的自主控制。

在正常排便过程中，直肠的收缩会触发内括约肌的放松，进而促进排便；反之，内括约肌的收缩则会导致直肠的放松。当排便过程被中断时，外括约肌能够进行自主收缩，压迫处于放松状态的内括约肌，进而通过内括约肌的神经反射抑制直肠的收缩，使便意消退。肛门与排便的关系见图4-8。

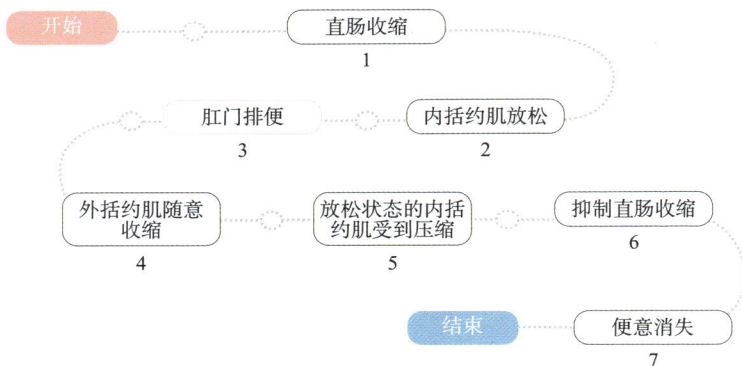

图4-8 肛门与排便的关系

④ 肛门的"软肋"有哪些？

（1）劳逸过度：过度劳累或过度安逸对人体的健康均是有害的，比如长期负重远行或久站、久坐、久蹲等，都可使肛门局部气滞血瘀或中气下陷，进而诱发肛肠疾病，如肛门局部血栓、脓肿形成、痔疮脱出、直肠脱垂等。

（2）大便异常：粪便干硬，则排出时肛门易裂伤；排便不畅，临厕努挣，日久可致痔疮，进而导致便血、脱出、直肠脱垂；粪便稀溏，便次增多，反复排便易导致肛门炎症，甚至感染化脓。

（3）饮食不洁与不节：饮食不洁或偏嗜辛辣、肥甘厚腻等，易使脾胃损伤，气血瘀滞，日久大便下血、肛门痈疽；饥饱失常，过饥则机体气血生化之源不足，日久气血亏虚，可导致腹泻、脱肛、痔疮等疾病；过饱则饮食过量，运化功能失常，使胃肠积滞，气机不利，排便不畅，易导致肛门疾病。

何为肥甘厚腻？《说文解字》云："肥，多肉也；甘，味美也；厚，山陵之厚也；腻，上肥也。"即肥肉过多、滋味过多的食物。通俗来讲，"肥"为动物脂肪含量多的食物，"甘"为淀粉和糖类较多的食物，"厚"为不易消化的食物，"腻"为高脂肪、高胆固醇、油炸类食物。见图4-9。合理饮食当清淡饮食，少食肥甘厚腻。

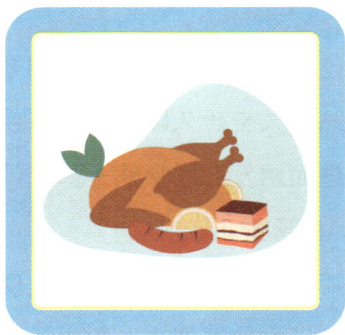

肥

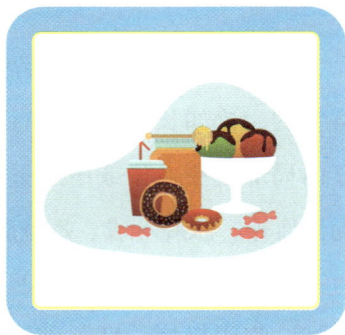

甘

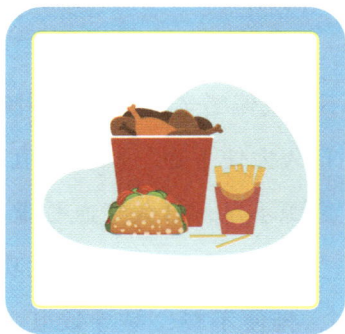

厚

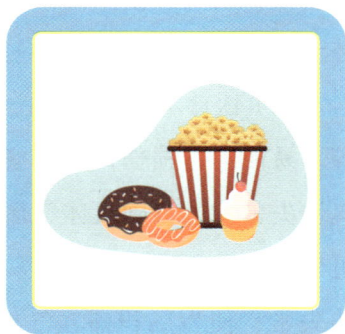

腻

图4-9 "肥甘厚腻"图解

（4）情志不调：怒伤肝，喜伤心，思伤脾，忧伤肺，恐伤肾，情志不调则五脏不安。五脏与肛门直肠关系密切，五脏不和，肛肠病生。

五、了解身体信号

1 望诊与闻诊

望诊主要观察粪便的质地和颜色，闻诊则判断粪便的气味，见表 4-1、表 4-2。

表 4-1　粪便的望诊

观察项目	临床表现	临床意义
质地	大便干结不通	热结肠道或津亏或气虚
	大便稀薄，色黄黏腻	肠道湿热
	大便稀薄如水、完谷不化	脾胃虚寒
	大便时干时稀	肝脾不和
	五更泄泻（早 5 点左右腹泻）	脾肾阳虚
	大便扁、细且有沟槽	肿瘤、肛门狭窄、内痔
颜色	正常黑便	应用血液制品、铁剂或特定药物
	异常黑便	上消化道出血（溃疡、肿瘤等）
	正常红便	食用西瓜、火龙果等红色食物

（续表）

观察项目	临床表现		临床意义
颜色	异常红便	鲜血、先血后便（近血）	痔疮、肛裂等
		暗色、先便后血（远血）	肿瘤、肠炎、息肉
		黏液血	肠炎或肿瘤
	灰白色便		胆囊疾病
	正常绿便		食用富含绿色素的食物
	异常绿便		消化不良、细菌性痢疾

表 4-2　粪便的闻诊

闻诊项目	临床表现	意义
气味	恶臭	实热
	酸臭	积食、消化不良
	腥臭	虚寒

② 布里斯托大便分类法

布里斯托大便分类法主要是根据大便的形态与质地进行分类，具体见表 4-3。

表 4-3　布里斯托大便分类法

类型	性状	图示	表现
第一型	坚果状		一粒粒硬球，难以排出，多见于便秘
第二型	干硬状		成条的，表面干燥，有颗粒状凸起，属于较干硬大便
第三型	有褶皱		成条的，表面较干并有细小裂纹，属于较干大便
第四型	香蕉状		条状的，光滑、柔软、湿润，属于理想大便
第五型	软便		半固体，质地松软，容易排出
第六型	略有形状		不成形，比较黏稠的糊状
第七型	水状		黄色水样便，基本无固体成分，多为感染性腹泻

　　第一型至三型大便产生的原因是肠道蠕动力较差，大便又干又硬，要多吃膳食纤维、补充水分，肠道才会有活力。第四型为正常大便。第五型至七型大便产生的原因是肠道内有害菌太多，可能是腹泻、肠燥症所致。多数是营养失调、

脱水症引起的。平时要多补充膳食纤维及肠道有益菌（如啤酒酵母粉、米糠、天然维生素 B 群）。

③ 屁如何反映身体的健康状况？

屁是消化系统的"信号灯"，其数量和气味可反映身体的健康状况。放屁的表现及产生原因见表 4-4。

表 4-4　放屁的表现及产生原因

表现	常见原因
多 （24 小时大于 15 个）	①吃饭太急，吸入过多空气； ②食用太多易产气食物，如豆制品、洋葱、奶制品等； ③肠道敏感，消化差，吸收差，产气太多
正常	成年人 24 小时排气量约 400～1500 毫升，产生屁的数量大约为 5～15 个。来源于吃饭、说话吞进去的空气和食物在胃肠道发酵产生的气体
少或无 （24 小时小于 5 个）	生理性：无腹痛、腹胀等其他不适症状，常见于产气食物摄入少、人体消化吸收率高、肠道菌群稳定等。 病理性： ①肠蠕动功能减退：常见于活动量少、长期便秘、口服阿片类止痛药等、腹腔术后并发症、肠道梗阻不通； ②甲状腺功能减退、糖尿病等引发胃肠神经病变； ③肠道炎症导致肠功能紊乱，从而产气异常

屁的气味很臭，主要与以下 3 点相关。

（1）摄入过多蛋白质导致消化不良，如肉类、蛋类、牛奶等，在肠道被分解为吲哚、3- 甲基吲哚、硫化氢等，从而产生臭味。

（2）便秘，粪便在肠道残留太久发酵产生臭味。

（3）菌群失调，食物消化不良，导致放屁又多又臭。

④ 常见肛肠疾病的初步诊断

肛肠疾病是临床常见病证，涉及肛门、直肠及周围组织的病变，其症状多样，掌握初步识别要点有助于及时就医。以下为常见肛肠疾病的特征概述。

（1）内痔：发生于肛管齿线以上、直肠末端黏膜下，由静脉丛曲张、隆起形成。主要表现为排便时带鲜血（鲜血附于粪便表面或便后滴血），可伴肛门坠胀、异物感，严重时痔核可脱出肛门外。

（2）结缔组织外痔：因肛门缘皱襞长期受急、慢性炎症刺激，导致局部皮肤结缔组织增生、肥大而形成。患者主要感觉肛门处有异物，一般无明显疼痛或出血。

（3）血栓性外痔：由痔外静脉丛破裂出血，血液淤积皮下形成血凝块所致。典型表现为肛门突然出现剧烈疼痛，可触及暗紫色硬结（血凝块），疼痛在排便或行走时加重。

（4）息肉痔（直肠息肉）：多见于儿童，为直肠黏膜表面的隆起性病变。脱出物多为单个，有细长蒂，头部圆形、表面光滑，质地较痔核硬且可活动，易出血（多为粪便带血，无喷血或滴血）。

（5）直肠脱垂：指直肠黏膜或全层脱出于肛门外，脱出物呈球状，表面光滑，可见螺旋状皱襞，无静脉曲张，一般无出血，但脱出后可有黏液分泌。多见于儿童或老年人，常伴排便不尽感。

（6）肛乳头肥大：因肛管局部慢性炎症刺激，导致肛乳头增生、肥大。脱出物多呈锥形或棒槌状，颜色灰白，表面为上皮组织，质地中等偏硬，一般无便血，可伴肛门疼痛、坠胀感，严重时便后脱出肛门外。

（7）肛裂：肛管皮肤全层裂开形成的慢性溃疡，以周期性疼痛为主要特点，排便时因粪便刺激裂口引发剧烈疼痛，便后数分钟缓解，随后因肛门括约肌痉挛再次疼痛（持续数小时）。大便常带少量鲜血，肛门前后侧（尤其后侧）可观察到梭形裂口。

（8）肛门狭窄：因先天性发育异常或后天（如手术、炎症、外伤）因素导致肛门、肛管管腔缩窄。主要表现为排便困难，粪便变细（呈细条状或扁条状），可伴疼痛、坠胀感；

根据狭窄程度，分为轻度（排便稍困难）、中度（需辅助排便）、重度（可能引发肠梗阻）。

（9）肛周脓肿：肛管直肠周围间隙的急性化脓性感染，发病急骤，表现为肛周持续性剧烈疼痛，可伴高热、寒战，局部红肿，压痛明显。脓肿易破溃，破溃后常形成肛瘘。

（10）肛瘘：肛周脓肿破溃后形成的慢性瘘管，由内口（位于直肠或肛管）、瘘管、外口（位于肛周皮肤）组成。主要症状为肛周反复流脓、疼痛、瘙痒，可触及条索状瘘管，通向肛门内。

（11）肛周湿疹：肛周皮肤的慢性炎症性疾病，以反复瘙痒为主要表现，可伴刺痛、手纸带血，长期患病者肛周皮肤可出现颜色加深、粗糙、增厚等改变。

（12）肛门疣（尖锐湿疣）：由人乳头瘤病毒（HPV）感染引起的性传播疾病，肛门周围皮肤可见丝状或粟粒状赘生物，可逐渐增多、融合成菜花状，根部多有蒂，常伴局部潮湿、瘙痒。

（13）肛管直肠肿瘤：多见于中老年人，早期可无明显症状，进展期表现为粪便中混有脓血、黏液及腐臭分泌物，伴大便次数增多、里急后重感（排便后仍有便意），晚期因肿瘤压迫可出现大便变细，需及时通过肠镜等检查明确诊断。

以上内容可作为肛肠疾病的初步识别参考，但若出现相关症状，建议及时就医，通过肛门指检、内镜等检查明确诊断，避免延误治疗。

六、肛肠疾病常用点位介绍

不同的体位下，标记点位不同，临床实践中常用截石位刻度标识法：肛门直肠病变部位，经常采用圆形时钟方向标记法，将人体会阴部设定为 12 点，尾骨端定为 6 点，顺时针方向进行描述。见图 4-10。

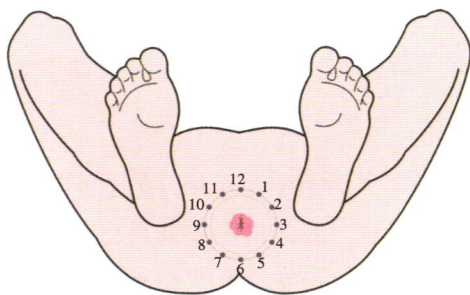

图 4-10 截石位刻度标识

患处特定的点位对疾病的诊断具有辅助作用。例如，肛裂通常发生在 6 点和 12 点的位置，若患者在排便过程中感到肛门前侧（或后侧）的撕裂性疼痛，则可初步判断为肛裂；血栓性外痔则多见于 3 点和 9 点的位置，若患者出现肛缘侧边肿物伴有疼痛，但表面光滑，则可初步判断为血栓性外痔。

七、肛肠常见疑问解析

① 脑肠轴是什么？

脑肠轴是由肠道菌群、免疫系统和神经系统构成的复杂网络，是大脑与肠道之间的相互作用。

肠道微生物群落，包括细菌、真菌和病毒等，通过与免疫系统和神经系统的相互作用，对人类的心理和情绪状态产生影响。肠道作为免疫系统的关键组成部分，与肠道菌群协同作用，维持肠道免疫平衡。免疫系统的炎症反应和免疫调节因子能够对大脑功能和情绪状态产生影响。肠道与大脑之间存在丰富的神经信号传递和化学信号交流。肠道通过神经递质和神经肽与大脑进行信息交换，进而影响睡眠、情绪、认知和行为等多方面的功能。

脑肠轴功能失衡可导致多种健康问题，比如消化系统紊乱、肠道炎症，以及情绪障碍（如抑郁症和焦虑症）。针对这类问题，该如何进行干预呢？

第一，调整饮食，摄入富含膳食纤维、益生元和益生菌的食物，例如蔬菜、水果、酸奶及发酵食品，这类食物均有助于促进肠道微生物群的平衡；第二，压力管理至关重要，长期的心理压力和焦虑可对脑肠轴产生不利影响，通过放松、冥想和体育锻炼等减压措施，有助于维护脑肠轴的稳定；第三，确保充足的睡眠，良好的睡眠与脑肠轴的正常运转有密切联系。

2 肛门测压有必要吗？

有必要。

肛门直肠压力测定，又称为肛门测压，是一种用于描述肛管直肠功能状态的检测手段。该方法具有安全、无创、客观、简便和有效的特点。在临床实践中，它常被用作研究直肠肛门生理学、病理学，进行疾病诊断，以及评估直肠肛门功能的重要工具。其应用范围广泛，如先天性巨结肠、小儿排便障碍、先天性高位锁肛、直肠癌、痔、肛裂、肛门直肠瘘和习惯性便秘等病证的诊断与研究。

3 平时可以"洗肠"吗？

可以"洗肠"。

结肠水疗，亦称"洗肠"，是一种利用恒温原理，通过向结肠内注入适宜温度的清水，稀释、软化并溶解粪便，刺激肠道蠕动，帮助稀释后的粪便排出体外，进而清除肠道内的代谢产物，达到养生保健、体重管理，以及治疗肠道相关疾病目的的一种纯物理自然疗法。

在临床实践中，该疗法主要用于治疗便秘、肠梗阻等肠道疾病患者。同时，对于长期久坐、饮食不规律、生活作息失衡的人群，结肠水疗也可作为一种肠道保养手段，可根据自身情况，选择每 1～3 个月进行一次结肠水疗。

④ "宿便"的说法正确吗？

"宿便"这一说法是不科学的，目前医学教科书中并没有"宿便"这一名词。

在正常生理状态下，个人的排便习惯通常表现为 1～2 天顺畅地排出 1～2 次适量软便，且不会伴随腹痛、腹胀等胃肠道不适症状。因此，没有不适症状的粪便无需在意。

但是，如果出现超过 2 天未排便，且伴随排便困难及腹痛、腹胀等不适症状时，建议通过增加膳食纤维的摄入（如蔬菜和水果）、使用润肠通便药物或在正规医疗机构接受洗肠治疗促进粪便的排出，而非轻信"排宿便"等伪概念。

5 肛周毛发可以刮掉吗？

肛周毛发作为人体自然生长发育的产物，具有保护肛周皮肤组织、免受过度摩擦而损伤的功能。自行去除肛周毛发可能会导致局部皮肤破损，从而增加感染的风险，因此通常不建议进行此类操作。然而，在特定情况下，去除肛周毛发是必要的，具体包括以下 3 种情况。

（1）肛肠手术前的备皮程序，需由医务人员协助去除肛周毛发，确保术中视野的清晰度及手术部位彻底消毒。

（2）藏毛窦患者需要定期由专业人员协助去除肛周及骶尾部的毛发，有助于预防感染的复发。

（3）在肛周毛发生长特别旺盛的情况下，夏季由于汗液分泌增多导致局部潮湿、瘙痒，可能诱发肛周湿疹。因此，可由专业人员协助去除肛周毛发，保持局部环境的干燥与清洁。

6 什么是中药保留灌肠与肠道有益菌保留灌肠？

中药保留灌肠与肠道有益菌保留灌肠都是极具价值的特色疗法。

中药保留灌肠作为中医特色疗法之一，通过将药物经肛门缓慢灌入肠道，实现对机体的调理。对于消化不良、便血、便秘、肛窦炎、直肠炎、溃疡性结肠炎等肠道疾病具有显著疗效。

肠道有益菌保留灌肠通过调节肠道菌群来增强机体免疫力，同时借助脑肠轴的作用对全身进行调理。它在改善消化问题、缓解肠道炎症，以及辅助治疗失眠、抑郁症、焦虑症等方面效果良好。具体操作步骤如下。

（1）准备物品：灌肠器、50毫升注射器、输液管或专用灌肠袋、润滑油、温热的药液（37～40℃）。

（2）患者准备：采取左侧卧位，臀下垫物品使臀部抬高，或采用膝胸卧位。

（3）开始灌肠：将灌肠袋置于患者上方约20厘米处，涂抹足量润滑油后，缓慢塞入肛门约10厘米处，缓慢灌注，灌注结束后折叠前端灌肠管，然后缓慢拔出灌肠管。患者继续左侧卧位10分钟，再平卧10分钟，最后右侧卧位10分钟。见图4-11。

注意事项

一是灌肠操作应由专业人员进行。二是睡前进行保留灌肠，可增加保留时间，保留2小时以上为佳，甚至完全吸收。可根据个人情况每日1～2次。三是掌握药液温度，过凉容易引起腹痛、腹泻，保留效果较差；过热容易烫伤黏膜，引起疼痛。

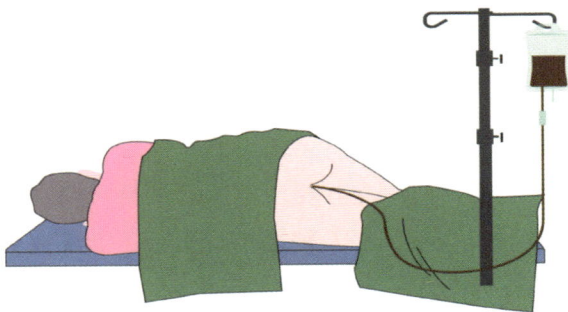

图 4-11　灌肠设备及姿势

7 胃肠镜检查有必要吗？

有必要。

在日常生活中，饮食无度、作息失衡，以及过度劳累等不良生活方式均可能成为胃肠道疾病的潜在诱因。

40 岁以上的人群，建议将胃肠镜检查（见图 4-12）纳入常规体检项目。该项检查有助于早发现癌前病变，以及肠道息肉、溃疡、糜烂等病变，并能够及时进行内镜下干预及后续治疗，有效预防疾病的进展。

对于有肠道肿瘤家族史的人群而言，建议提前 5 ～ 10 年进行胃肠镜检查。肠道肿瘤早期通常无明显症状，一旦出现腹痛、腹泻、便血、大便形态改变等症状时，病情往往已进展至中晚期，肿瘤体积较大，预后较差。因此，胃肠镜检查对于早期诊断和治疗具有不可忽视的重要性。

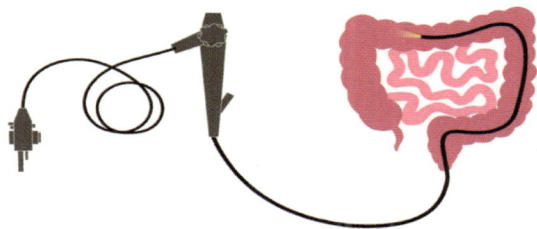

图 4-12 胃肠镜检查

八、生物反馈疗法，解决肛周难言之隐

生物反馈疗法是一种新兴的生物行为治疗手段，通过应用多种技术手段，将体内特定的生理活动以视觉、听觉形式呈现。患者通过指导和自我训练，有意识地调节这些生理活动，达到控制某种疾病的病理过程，促进其功能恢复至正常状态。

该疗法在肛肠科中常用于治疗排便困难、肛门坠胀疼痛、肛门松弛、粪便或液体泄漏等不适症状，尤其是在治疗盆底肌痉挛综合征导致的出口梗阻型便秘方面具有重要作用，能够显著缓解患者的临床症状。

第二节 早治不如早防

一、饮食调理

① 晨起一杯蜂蜜水，可以起到润滑肠道的作用吗？

可以起到润滑肠道的作用。

一是蜂蜜具有润滑肠道的功能，晨起饮用蜂蜜水能够促进肠道蠕动，帮助排便。但是糖尿病患者、脾胃虚弱人群、1岁以下婴幼儿、对蜂蜜过敏人群需要谨慎摄入蜂蜜。

二是晨起体位的改变、饮水及进食均能激发肠道的集团运动，也就是"肠道大蠕动"，推动肠道内容物向直肠传输，进而刺激直肠感受器，使大脑产生排便反射。

② 每天喝多少水合适？

针对正常人群，多数专家学者建议每日水分摄入量应控制在 1500 ～ 2000 毫升。

水作为人体体液的最佳补充液体，适量饮用能够促进肠道水分吸收，促进肠道蠕动，有效缓解便秘症状。此外，富含汁液的水果和蔬菜等食物也可作为液体补充来源。

对于运动量较大或出汗较多的人群，其水分摄入量应高于日常水平，预防脱水现象，且选择含电解质的液体更为适宜。饮水方式也需注意，建议采取小口慢饮的方式，避免一次性大量饮水导致胃液稀释，减弱胃肠消化功能，而且大量饮水会占据胃肠道空间，减少食物摄入量，长期如此容易导致营养不良。

③ 如何通过饮食预防肛肠疾病？

粗纤维，也称为膳食纤维，存在于多数水果、蔬菜及谷物中，且不易被肠道消化吸收。膳食纤维在消化道内通过相互摩擦作用，能够促进肠道对其他食物的消化吸收，增进消化功能，缓解便秘症状，改善肛周疾病的不适感，并降低心血管疾病的发生风险，同时具有降血糖和降血脂的作用。合理的家常饮食对于维护脾胃健康具有重要意义。

合理的家常饮食对于维护脾胃健康具有重要意义，如：

（1）粗纤维（新鲜时蔬）：青菜、冬瓜、番茄、胡萝卜、西蓝花等，可以预防便秘、肛裂、痔疮等疾病。

（2）高蛋白（瘦肉、蛋类）：牛肉、淡水鱼、鸡蛋等，可提高机体抵抗力。但是要谨记：吃熟不吃生，少吃羊肉、海鲜等，避免腹泻、上火等，从而诱发肛肠疾病。

（3）优质脂肪（坚果类）：每日进食适量花生、核桃、松子、开心果、巴旦木等优质脂肪，可以起到润肠通便的作用。

（4）碳水（主食）：每日摄入适量碳水，如面食、米饭、粗粮等，可补充人体所需能量。

④ 什么叫"发物"？

在中医理论中，"发物"特指那些可能导致旧疾复发、加剧现有病理状态或妨碍机体康复的食物种类，摄入此类食物可能会诱发或加剧肛肠疾病。该概念基于传统临床经验，强调食物与个体体质、疾病状态之间的相互影响，但是西医学尚未对此概念进行明确的科学定义。下表（见表4-5）对"发物"的分类、典型食物种类，以及相关的饮食禁忌进行了阐释。

表4-5 常见"发物"类型一览表

类型	性质特点	代表食物	忌食人群
发热之物	具有辛热性质，易引发内火和炎症，易加重出血	生姜、花椒、羊肉、狗肉、韭菜、榴莲等	阴虚火旺、口腔溃疡、发热患者

（续表）

类型	性质特点	代表食物	忌食人群
发痰湿之物	具有滋腻性质，易引起胃部不适，导致痰湿体质的形成	糯米、肥肉、酒类、甜食（如巧克力）、芒果等	湿热体质、痤疮、黄疸、消化不良者
发风之物	具有升阳动风性质，易引起人体阳气亢盛，易引发过敏反应或皮肤问题	海鲜、鸡蛋、鹅肉、蘑菇、香椿芽等、香菜等	过敏体质、湿疹、荨麻疹患者
发冷积之物	具有寒凉性质，易损伤阳气，影响气血运行	冷饮、西瓜、柿子、梨、生鱼片等	脾胃虚寒、痛经、关节炎患者

二、平时好习惯，疾病追不上

1 排便姿势有讲究，坐位排便和蹲位排便哪个更好？

从解剖学角度分析，蹲位排便姿势具有一定的优势。

肛管长轴与直肠壶腹形成的夹角，即为肛直角，其正常范围在 90°～100°。蹲位排便时，由于姿势的改变，会增加腹部压力，从而使得肛直角更为顺畅，进而促进排便。对于体质较弱或腿部活动受限的人群，可以在坐位排便的基础上，借助脚踏凳来增加腹部压力，达到与蹲位相似的效果，从而使得排便更为顺畅（见图 4-13）。

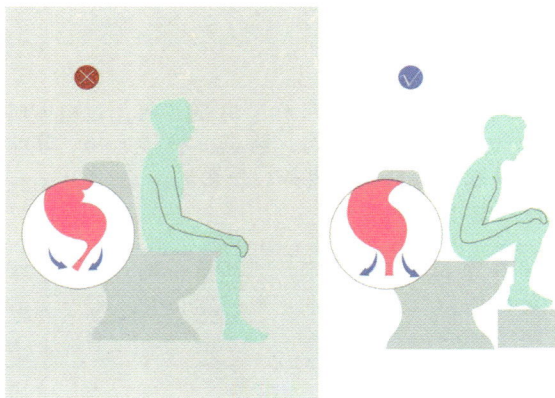

图 4-13　排便正确姿势

2 空手排便更迅速

　　当下人们习惯持手机、平板电脑等电子产品如厕，导致如厕时间延长，而长时间蹲坐对肛门健康极为不利。由于肛门位于消化道的最末端，其组织易受重力影响而发生下移，长时间蹲坐会加剧这一现象，引起痔疮脱出、直肠脱垂，以及肛门坠胀等病理状态。因此，建议在有排便需求时，应立即前往卫生间进行蹲便，最佳时间为 3 ～ 5 分钟。一旦排便完成，应立即清理并起身，以避免长时间蹲坐。

③ 便后清洁须重视

建议每日临睡前进行一次清洗并确保肛门区域干燥，这有助于减轻异味和降低瘙痒等不适感。但是过度的清洁行为可能会破坏肛周的正常菌群平衡，导致肛周皮肤干燥和瘙痒等不良反应。在排便后，推荐使用洁净纸巾进行多次轻柔的点按式清洁，避免因过度摩擦而对肛周皮肤造成损伤。

④ 蹲站坐卧伤气血

《素问·宣明五气》云："久视伤血，久卧伤气，久坐伤肉，久立伤骨，久行伤筋，是谓五劳所伤。"

（1）久视伤血：目为肝之窍，肝藏血，过度用眼耗损肝血，易致头晕、目眩等血虚症状。

《临证指南医案》云："肝病必犯土，是侮之所胜也，克脾则腹胀，便或溏或不爽。"即肝气郁滞，横克脾土，导致大肠传导功能失调，进而引发大便稀薄或排便不畅的肠道疾病。

（2）久卧伤气：气是运动的，长期卧床或睡眠过量阻碍气机运行，可引发气虚，表现为乏力、精神萎靡等症状。具体而言，患者可能出现精神不振、神疲乏力、食欲减退、消化不良，以及活动时心悸、气短、出汗等症状。气虚状态下，肠道的运化功能减弱，可引起腹胀、便秘等不适，若不及时干预，长期便秘可导致大便干结，进而诱发肛裂、痔疮等肛肠疾病。

（3）久坐伤肉：脾主四肢肌肉，久坐使气血不畅，导致肌肉松弛、食欲减退。脾气的运化功能受损，使得水谷精微难以被有效转化和输送，从而导致气血生成不足，人体的皮肉得不到充分的滋养，肌肉变得松弛，四肢感到乏力，机体呈现虚弱状态。长期下去，脾脏的运化功能失调，可能会导致腹胀、食物积滞、便秘等消化系统疾病。

（4）久立伤骨：肾主骨，长时间站立，会导致腰腿疼痛、骨骼劳损。骨骼与关节长时间承受身体重量，过度劳累，导致气血不足，进而出现腰酸背痛、下肢乏力及足部麻木等症状。而且长时间站立还可能引起中气不足，导致小腹和肛门部位的坠胀不适，甚至诱发痔疮脱出、直肠脱垂等肛肠系统疾病。

（5）久行伤筋：肝主筋，过度行走耗损肝气，引发筋脉劳损或关节损伤。当活动量过大时，筋骨的持续摩擦和运动超出正常的生理负荷，容易引起关节周围的韧带及其他筋腱组织的扭伤或慢性损伤。过多的行走属于过度劳累，往往会导致机体脏腑功能失调，尤其是大肠肛门区域的气血运行不畅，从而诱发痔疮及其他相关疾病。

三、如何防治

① 提肛运动，远离肛肠病

提肛运动基于古文献中"谷道宜常撮"的理论，又称"气宜常提"。提肛运动的精髓就在于"调气提肛"，简单易学，长期练习，可以远离肛肠病。随时、随地、任何体位均可练习。

提肛运动主要功效包括：①提升阳气，促进血液循环，从而缓解痔疮症状。②增强肛门周围肌肉的控制力，减轻肛门坠胀感，防止粪便或液体泄漏，改善排便困难。③对前列腺具有保护作用，有助于缓解排尿障碍。④增强尿道括约肌功能，减轻尿失禁状况。

提肛运动操作方法如下。

全身放松，舌尖抵上腭，摒弃一切杂念，缓慢吸气，同时有意收缩、上提肛门，像强忍大便一样，臆想把下陷之气提至丹田，吸满这一口气时收缩肛门不放松，停顿5秒，然后缓慢呼气、缓慢放松肛门，此为1次。坚持每天早晚各做

30～50 次。见图 4-14。

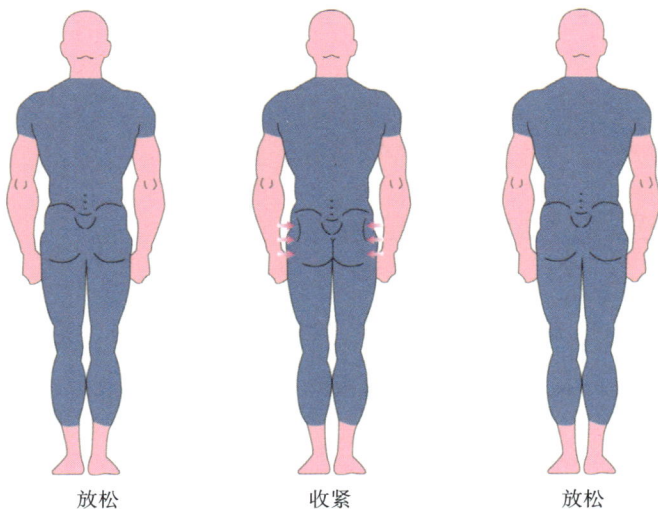

放松　　　　　　收紧　　　　　　放松

图 4-14　提肛运动

②　多练凯格尔，强化盆底肌群

凯格尔运动也称为骨盆底肌训练，1948 年由美国医生阿诺·凯格尔首次提出。该运动主要通过活动盆底肌群来强化骨盆肌肉，因此得名"凯格尔运动"。

凯格尔运动可以通过锻炼骨盆肌肉来提高身体控制排便的能力，缓解女性子宫脱垂和阴道脱垂症状，减轻男性前列腺不适。

（1）运动前准备：建议先排空膀胱，以防运动过程中出现疼痛或漏尿情况。

（2）运动起始：初学者宜采取仰卧姿势，上身平躺，双膝弯曲，双手自然置于身体两侧，放松身心后，收紧盆底肌（类似憋尿或忍便的感觉），持续 5 秒后放松 10 秒，重复此过程 10 次，即完成一组凯格尔运动。每日进行 3 ～ 4 组为宜。见图 4-15。

注意事项

在运动过程中，需要保持专注，避免同时收缩腹部、大腿和臀部肌肉。只有方法正确，才能达到事半功倍的效果。

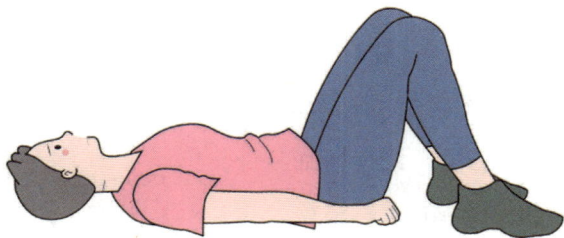

图 4-15　凯格尔运动

3 练习八段锦，扶正又祛邪

在我国悠久的导引术历史中，八段锦是流传最广，深受大众喜爱。

八段锦分为坐式与立式，北派与南派、文派与武派、少林派与太极派的不同流派，其中南派八段锦最为常见。通过持续习练八段锦，可以达到提升正气与祛除邪气的效果，其中前四式主要针对疾病治疗，后四式则侧重于身体保健。如下所示。

（1）两手托天理三焦

作用：上焦心肺，中焦脾胃，下焦肝肾，掌心向上托，小指和环指（无名指）有麻的感觉。可舒展三焦，调畅气血。

动作要领：站如一棵松，手往上用力撑开，掌根顶住天，两手从侧边缓慢下落，让胳膊经络通畅，一上一下为 1 次，共做 6 次。见图 4-16。

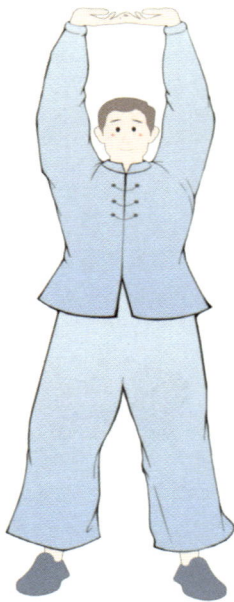

图 4-16 第一式 两手托天理三焦

（2）左右开弓似射雕

作用：左右上肢拉到最远的时候，指尖会微微发麻，这里是手阳明大肠经的起始穴商阳穴，也会牵拉循行于肩颈和整条手臂的大肠经，这个功法对于大便困难、腹胀的人很有用。

动作要领：双肩展开，胸腔打开，右手五指微曲呈虎爪状，左手做八字手势，缓慢拉开扎马步，反方向来 1 次，共做 3 次。见图 4-17。

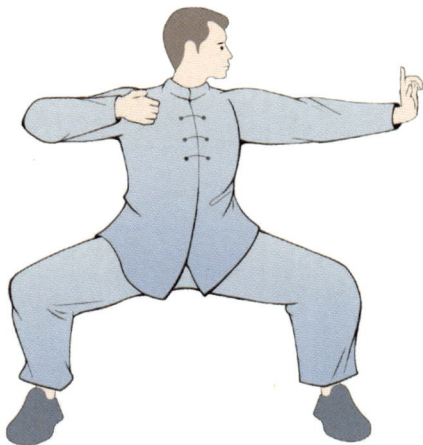

图 4-17　第二式　左右开弓似射雕

（3）调理脾胃需单举

作用：两臂一松一紧地上下对拉，牵拉和按摩脾胃，促进消化吸收，同时也牵拉了两胁肝胆，宣发肝气，常郁闷生气的人可以做这个功法。

动作要领：右手掌根朝天，左手手掌朝下压，缓缓呼气，深深吸气，用动作带动呼吸，左右一共做 3 次。见图 4-18。

（4）五劳七伤向后瞧

作用：任督通，病不生，头旋转，手下按，打通任督二脉。

动作要领：展肩、悬臂，扭头往后瞧。五指伸展开，手掌轻微后旋，身体保持端正，一左一右共做 3 次。此动作可刺激督脉，增加阳气。见图 4-19。

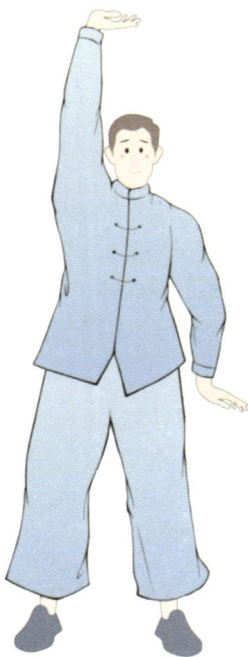

图 4-18　第三式　调理脾胃需单举　　　图 4-19　第四式　五劳七伤向后瞧

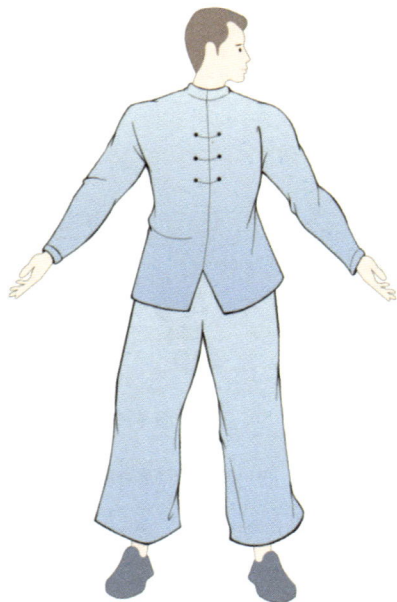

（5）摇头摆尾去心火

作用：经常上火，口腔溃疡，喉咙肿痛、爆痘的人多是虚火，虚火上浮于头面，而中下焦常年寒湿，这个动作，可以把上浮的虚火拽回丹田，温暖肾水。

动作要领：右脚开步站立，双臂向双腿方向自然降落，扶于膝关节上方，眼看脚跟，身体向下压，重心向前，后切换摇摆，一左一右，共做3次。见图4-20。

（6）两手攀足固肾腰

作用：向上挺身时需以臂带身一节节起来，这样才会充分伸拉到任督二脉，使阴阳都得到滋养。

动作要领：上身缓缓向前深屈，直膝垂臂，两手攀握足尖，如果做不到，改为手触足踝。然后双手抓住胸脊两侧，上身慢慢后仰。以上动作做6遍。见图4-21。

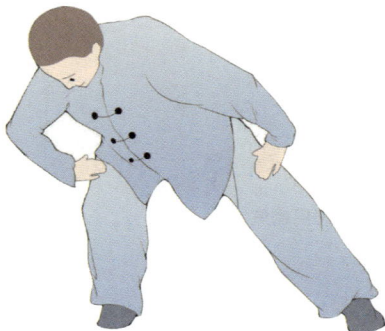

图4-20　第五式　摇头摆尾去心火　　　图4-21　第六式　两手攀足固肾腰

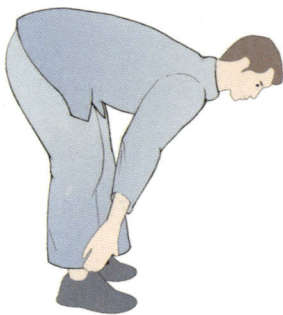

（7）攒拳怒目增气力

作用：这个功法细节较多，比如脚趾抓地、握固冲拳、怒目圆睁，该方法能使肝气畅达，末梢气血周流全身，使全身上下都有劲。

动作要领：扎马步，两掌握拳，左拳向前冲出，定睛几秒，左拳开掌绕手腕旋转1周再握拳收回腰处，一左一右，做6次。见图4-22。

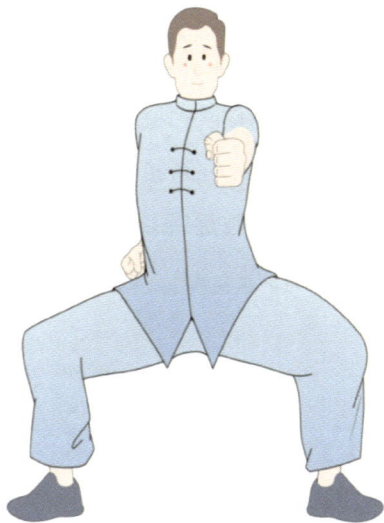

图4-22　第七式　攒拳怒目增气力

（8）背后七颠百病消

作用："背后七颠"是八段锦的收功，相当于引气归元。做完整套功法之后重新梳理身体气机，不至于出现散乱。

动作要领：脚、头往上顶，稍停，目视前方，两脚后跟下落，轻震地面，一起一落为一次，共做 7 次。最后，两掌合于腹前，呼吸均匀，全身放松。见图 4-23。

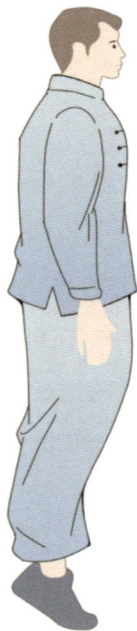

图 4-23　第八式　背后七颠百病消

四、常备益生菌，好处多多吗?

① 为什么说肠道益生菌是肠道的幕后英雄?

在人体胃肠道中，存在约 100 万亿个不同种类、数量各异的微生物，其中已知种类超过 1000 种。这些微生物的总质量可达 1 千克，它们与宿主之间存在复杂的关系和作用，不仅参与人体健康的维持，而且与多种疾病的发生和发展密切相关。

　　人体肠道正常菌群主要分为三类：宿主共生菌、机会致病菌和病原菌，这三者共同作用以保持肠道微生态的稳定，并发挥促进消化、免疫防御、参与代谢及血液循环的作用（见图 4-24）。在健康状态下，肠道菌群通常保持动态平衡，但随着年龄的增长、饮食习惯的改变，以及疾病等因素的影响，这种平衡可能会遭到破坏。

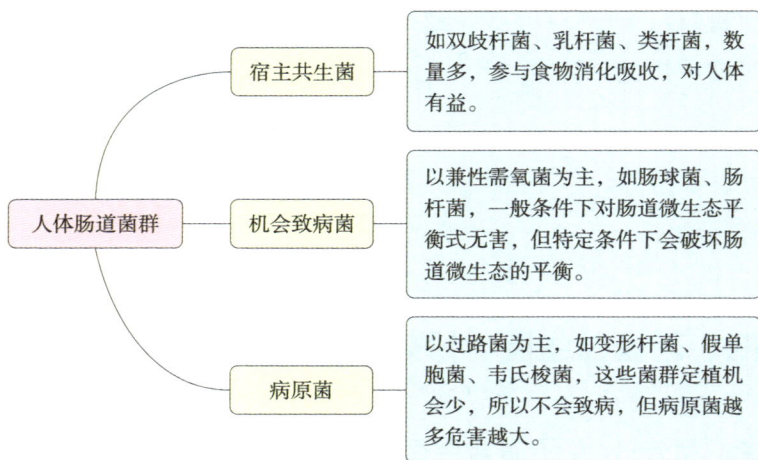

图 4-24　人体肠道菌群分类

　　众多肠炎患者常表现出肠道菌群失衡现象，可以通过补充益生菌恢复肠道菌群正常化，达到辅助治疗疾病的目的。

益生菌有调节肠道菌群的作用，如增加肠道有益菌的数量，通过竞争性生长抑制或消灭有害细菌，创造不利于有害菌生长的环境等。其作用原理在于促进有益菌在肠黏膜上皮层的定植，刺激肠黏膜上皮分泌 sIgA，调节紧密连接蛋白的表达，从而增强肠黏膜屏障功能，减少有害菌的定植与黏附。

此外，益生菌的某些代谢产物，如抗菌肽和蛋白酶，能够发挥直接或间接的抑菌和杀菌作用；益生菌还能够调节肠道免疫功能，强化机体的防御机制，有助于清除有害菌。

2 肠道功能紊乱，应如何选择适宜的益生菌？

针对肠道功能紊乱引发的便秘，可采用枯草芽孢杆菌等有益菌株；腹泻患者，则推荐使用双歧杆菌等益生菌，进行对症治疗，从而达到更显著的疗效。

在现代化快节奏的生活方式影响下，多数人的饮食习惯不佳，容易引发肠道功能紊乱，表现为腹胀、腹痛、频繁排气、排便异常、口苦、口臭等症状。在严重情况下，可能会导致便秘和肠炎，例如，溃疡性结肠炎患者在病情发作期间，其肠道内拟杆菌属、真杆菌属、乳杆菌属等正常厌氧菌的多样性显著下降。而益生菌制剂能够调节肠道菌群平衡，增强肠道的免疫及防御机制。

临床应用益生菌治疗轻中度溃疡性结肠炎患者已显示出一定的疗效，进一步证实益生菌在改善肠道菌群失调方面的有效性。

③ 益生菌饭前还是饭后服用？

益生菌更适宜饭后服用。

益生菌种类繁多，多数种类推荐在饭后以温水送服，降低胃酸或高温对益生菌活性产生的损害。在服用益生菌期间，建议采取低脂、富含粗纤维的饮食方式，并避免摄入油腻、生冷及过于刺激性的食物。

合理的饮食习惯，对于益生菌发挥其调节肠道微生态平衡，具有积极的促进作用。